中华传统医药简明读本

神奇的中医推拿

曹锐 于本性 著

U0207441

广西科学技术出版社

图书在版编目（CIP）数据

神奇的中医推拿 / 曹锐，于本性著. — 南宁：广西科学技术出版社，2015.8（2020.4重印）

（中华传统医药简明读本）

ISBN 978-7-5551-0417-9

Ⅰ. ①神… Ⅱ. ①于… ②曹… Ⅲ. ①推拿 Ⅳ. ①R244.1

中国版本图书馆CIP数据核字（2015）第087430号

SHENQI DE ZHONGYI TUINA
神奇的中医推拿

作　　者：曹　锐　于本性	策　　划：骆万春
责任编辑：冯靖城	封面设计：古涧文化
责任校对：石　芮　李　茜	责任印制：韦文印
出版人：卢培钊	出版发行：广西科学技术出版社
社　　址：广西南宁市东葛路66号	邮政编码：530023
网　　址：http://www.gxkjs.com	在线阅读：http://www.gxkjs.com

经　　销：全国各地新华书店
印　　刷：唐山富达印务有限公司
地　　址：唐山市芦台经济开发区农业总公司 三社区
邮政编码：3015015
开　　本：890mm×1240mm　1/32
字　　数：120千字　　　　　　　印　　张：6
版　　次：2015年8月第1版
印　　次：2020年4月第3次印刷
书　　号：ISBN 978-7-5551-0417-9
定　　价：29.80元

目　录

Chapter 2 基本推拿手法

Chapter 3 常见病的推拿治疗

Chapter 1 推拿手法基本常识

本章主要介绍推拿手法的练习及应用过程中必须掌握的一些基本知识，包括与推拿有关的手法的命名与分类、手法操作的基本技术要求、手法操作注意事项等。

手法主要按动作形态特点、作用机理及应用对象等进行划分。

根据手法的动作形态特点分类

1. 摆动类 是指主要以前臂的主动运动带动腕关节左右摆动来完成手法操作过程的一类手法。如滚法、揉法等。

2. 摩擦类 是指手法操作过程中，着力部位与被治疗部位皮肤表面之间产生明显摩擦的一类手法。如摩法、擦法、推法、抹法、搓法等。

3. 振颤类 是指术者以特定的活动方式使被治疗者皮下组织产生明显振动感的一类手法。如振法、颤法、抖法等。

4. 挤压类 是指单方向垂直向下用力或两个方向相对用力作用于某一部位的一类手法。如按法、压法、点法、捏法、拿法、捻法、拔法、踩跷法等。

5. 叩击类 是指有节律地打击机体表面的一类手法。如拍法、击法、叩法、弹法等。

6. 运动关节类 是指运用一定的技巧在关节生理活动范围内活动被治疗者关节的一类手法。如摇法、扳法、拔伸法、背法、屈伸法等。

根据手法的主要作用机理分类

1. 松解类 是指以一定的压力作用于软组织的一类手法。这里讲的松解不单纯是指对粘连的软组织的松解，也包括了对紧张痉挛软组织的放松，所以除运动关节类手法以外的绝大多数手法，皆属于松解类手法。

2. 整复类 是指技巧性地用力作用于骨关节，起到矫正关节错缝作用的一类手法。如运动关节类手法和部分按法皆属于整复类手法。

根据推拿手法的应用对象分类

1. 小儿推拿手法 是指主要应用于小儿的一类手法。如打马过天河、黄蜂入洞、掐揉二扇门、旋推法、分推法等。

2. 成人推拿手法 是指主要应用于成人的一类手法。如摇法、一指禅推法、踩跷法、压法、扳法等。

某些手法并无严格的小儿与成人之分，只是手法的刺激量存在着一定的差别。如揉法、掐法、推法、擦法、捏脊法等。

此外，还有其他一些分类方法：根据手法流派分为一指禅推拿流派手法、滚法推拿流派手法、内功推拿流派手法，根据手法的组成成分分为单式手法、复式手法和特定操作法。

02 推拿手法的基本要求

持久

是指手法能够严格按照规定的技术要求和操作规范，持久操作足够时间而不变形，保持动作的连贯性。因为不少推拿手法在临床应用时，需要操作较长的时间才能取得预期的疗效，如果缺乏持久性，势必影响疗效。

有力

是指手法必须具备一定力量、功力和技巧力。力量是基础，功力和技巧力需要通过功法训练和手法练习才能获得。在力的运用上须根据治疗对象、施治部位、病症虚实而灵活掌握。基本原则是既保证治疗效果，又避免发生不良反应。

均匀

一方面指手法的操作必须具有一定的节律性，不可时快时慢；另一方面指手法的作用力在一般情况下保持相对稳定，不可忽轻忽重。

当然，操作时根据治疗对象、部位、疾病的性质不同，手法的轻重应有所不同。

柔和

是指手法操作应做到轻而不浮、重而不滞，刚中有柔、刚柔相济。动作轻柔灵活、用力和缓，讲究技巧性，变换动作自然流畅，毫无涩滞。

深透

是指手法作用的最终效果不能局限于体表，而要达到组织深处的筋脉、骨肉，功力达到脏腑，使手法的效应能传之于内，如《小儿推拿广义》所说的"外呼内应"，即是此意。要做到这一点，必须保持上述四个方面技术要求的协调统一。

推拿手法操作注意事项

体位的选择

手法操作前要选择好适当的体位。对患者而言，宜选择一个操作方便，并有利于手法运用、力量发挥的体位。施术者要做到意到、身到、手到，步法随手法相应变化。在整个操作过程中，术者身体各部分动作要协调一致。在进行胸部、腹部、腰背部、四肢操作时均可自然站立，两腿呈丁字步或呈弓步；在推拿治疗头面部、颈部、肩及上肢部、胸腹部、下肢部，及小儿疾病时，可采取坐姿。

手法刺激强度的把握

手法刺激强度主要与手法的压力、作用部位、着力面积、受力方式及操作时间有关。

一般而言，刺激强度与手法压强成正比关系，即压强越大刺激越强。手法刺激量与作用部位的敏感性和治疗部位的肌层厚度有关。如有同样压强的手法，在经络、穴位较敏感的部位操作，就显得刺激较强，而在非经络、穴位处应用，则刺激相对较弱。青壮年肌肉发达，按摩时力量应适当地加重，以增强刺激；老年人和儿童肌肉松软，手法力量应减轻，以免造成不必要的损伤。软组织损伤的初期，局部肿胀，疼痛较剧烈，手法的压力宜轻；对于陈伤久痛、积年劳损，或感觉迟钝、麻木者，手法刺激宜强。对久病体弱者，用力宜轻；对初病体实者，用力应适当加重。

着力面积小时，刺激强度就大。如双掌按法，压力较大，但刺激并不强，而掐法和点法的压力并不太大，但刺激非常强。一般冲击力量的施力形式要比缓慢形式的施力刺激强烈得多。如叩击类手法的拳背击法、点穴法以冲击方式作用于人体，此类手法刚劲有力，操作时应特别注意动作的技巧性，选择适当的力度。

一般而言，操作时间短，手法刺激强度小；操作时间长，手法刺激量大。故操作时间太短则达不到治疗效果，但操作时间太长也可对局部组织产生医源性损伤，所以操作时间要根据手法和疾病的性质以及操作范围大小而定。

手法操作过程中的施力原则

就一个完整的手法操作过程而言，一般应遵循"轻—重—轻"的原则，即初始和结束的阶段手法刺激量要轻一些，中间一段时间的手法刺激量要重一些，体现出一定的轻重节奏变化。而具体到某一部位、每一个手法上的操作时，又要注意到手法操作的轻重交替，以及点线面的结合运用，不可在某一点上持续性运用重手法刺激。

其他注意事项

推拿过程中，要随时观察和询问患者的反应，适时地调整手法与用力的关系，做到均匀柔和、持久有力。对老人、儿童应掌握适宜的刺激量，不要让他们觉得按摩很痛苦。急性软组织损伤局部疼痛肿胀较甚，瘀血甚者，应选择远端穴位进行推拿操作，待病情缓解后，再行局部操作。推拿者手要保持清洁，指甲要每天修剪。冬季要保持温暖，要坚持使用介质（滑石粉等），防止损伤患者的皮肤。推拿中应全神贯注。对于饱餐、大量饮酒、暴怒、大运动量后的患者，一般不予立即治疗。推拿的一个疗程以10～15次为宜，疗程间需休息2～3日。

推拿治疗的适应证与禁忌证

推拿适应证

推拿适应证涉及骨伤、内、妇、儿、五官、神经科疾病，同时亦可用于减肥、美容及保健医疗等。

1. 骨伤科疾病 颈椎病、落枕、颈肩综合征、前斜角肌综合征、肩关节周围炎、胸胁迸伤、肋软骨炎、腰椎后关节紊乱、急性腰扭伤、慢性腰肌劳损、腰椎滑脱症（轻度）、第三腰椎横突综合征、骶髂关节半脱位、臀中肌损伤、梨状肌综合征、尾骨挫伤。各种常见关节脱位，如下颌关节脱位、肩关节脱位、肘关节脱位、桡尺远端关节分离症、髋关节脱位等。四肢关节扭伤，如肩关节扭挫伤、肘关节扭挫伤、腕关节扭挫伤、半月板损伤、关节脂肪垫劳损、关节内外侧副韧带损伤、踝关节扭伤、跟腱损伤。退性行脊柱炎、类风湿性关节炎、肱二头肌长头腱鞘炎、肩峰下滑囊炎、肱骨外上髁炎、肱骨内上髁炎、桡骨茎突部狭窄性腱鞘炎、指部腱鞘炎（掌指关节腱鞘炎）等。

2. 内科疾病 如感冒、胃脘痛、胃下垂、胆绞痛、呃逆、便秘、腹泻、肺气肿、哮喘、高血压病、冠心病、糖尿病、尿潴留、眩晕、昏厥、阳痿等。

3. 妇科疾病 如急性乳腺炎、月经不调、痛经、闭经、带下病、产后缺乳、产后耻骨联合分离症、妇女绝经期综合征、慢性盆腔炎、子宫脱垂等。

4. 儿科疾病 脑性瘫痪、咳嗽、发热、泄泻、呕吐、疳积、佝偻病、夜啼、遗尿、脱肛、肌性斜颈、小儿麻痹后遗症、臂丛神经损伤、斜视、桡骨头半脱位等。

5. 五官科疾病 近视、视神经萎缩、慢性鼻炎、慢性咽炎、急性扁桃体炎、耳鸣、耳聋等。

6. 神经科疾病 面瘫、失眠、神经性偏头痛、植物神经功能紊乱、臂丛神经损伤、坐骨神经痛、中风后遗症等。

推拿禁忌证

以下情况一般不适合选用推拿治疗。

（1）各种急性传染病。

（2）各种恶性肿瘤的局部。

（3）各种溃疡性皮肤病。

（4）烧伤、烫伤。

（5）各种感染性化脓性疾病和结核性关节炎。

（6）严重心脏病、肝病。

（7）严重的（不能合作、不能安静）精神病。

（8）妊娠期妇女，尤其是腹部严禁推拿。

（9）胃、十二指肠等急性穿孔。

（10）年老体弱的危重病患者。

（11）诊断不明，不知其治疗要领的疾病（如骨折、骨裂和颈椎脱位等），也应视为禁忌证。

（12）诊断不明确的急性脊柱损伤或伴有脊髓症状患者，手法可能加剧脊髓损伤。

Chapter 2 基本推拿手法

手法是推拿治疗疾病的主要手段，推拿疗效的好坏与手法的熟练程度及是否恰当地运用有直接的关系。因此，要提高疗效，熟练操作手法及在恰当的穴位和部位上运用适当的手法是一个关键的环节。

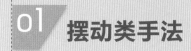

滚法

小指掌指关节背侧着力于一定的部位，伸屈腕关节并旋转前臂，使小鱼际与手背在施术部位上持续滚动的手法称为滚法。

[使用部位]

肌肉较丰厚处，如肩颈部、胸背部、腰臀部及下肢后部。

[操作方法]

拇指自然伸直，无名指和小指的掌指关节屈曲90°，其余掌指关节及指间关节自然屈曲，手背呈一自然弧形，以第五掌指关节背侧为起始着力点，吸定于体表治疗部位上，以肘关节为支点，前臂主动摆动，带动腕部做伸屈和前臂旋转，使小鱼际尺侧部在施术部位上进行持续不断的滚动。

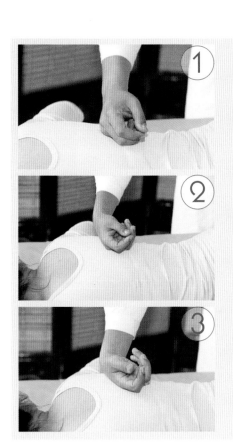

[操作要领]

（1）伸屈腕关节是以第二到第五掌指关节背侧为轴来完成的，前臂的旋转运动是以手背的尺侧为轴来完成。因此滚法的吸定点是上述两轴的交点，即小指掌指关节背侧。

（2）沉肩，上肢的肌肉及肘关节尽量放松，屈肘，肘关节屈曲100°～120°，肘关节离躯体半尺远，腕关节屈伸范围在120°左右（即前滚至极限时屈腕约80°，回滚至极限时伸腕约40°），使掌背部分（尺侧）的1/2依次接触治疗部位。

（3）手法吸定的部位要紧贴体表，不能拖动、转动或跳动。

（4）滚动时要尽量减小摩擦力，动作协调而有节律，压力、频率、摆动幅度要均匀。

（5）紧滚慢移。滚动的频率每分钟120次左右，随腕关节的屈伸缓慢地向前移动，移动幅度要小。

[功效]

舒筋活血，滑利关节，缓解痉挛，消除疲劳。

[适用病症]

本法接触面积大、压力大、刺激量大、渗透性强，广泛应用于颈、肩背、腰臀及四肢等肌肉较丰厚的部位。适用面广，为伤科、内科、妇科的常用手法。

[注意事项]

（1）该手法操作过程中要充分放松腕关节，腕关节的屈伸活动是由前臂的主动运动带动的自然运动，禁止腕关节用拙力，从而造成腕关节出现折刀样的突变动作，使动作出现打击感、跳动感。腕关节也不能僵硬，造成屈伸幅度不够，从而减少手背部的接触面积，使动作缺乏柔和感。

（2）操作的体表接触面应为肌肉丰厚处，尽量避免掌指关节的骨突部与脊椎棘突或其他关节的骨突发生猛烈撞击。

（3）滚法对体表产生均匀一致的刺激，前滚和后滚时着力轻重一致，避免出现"有去无回"或"有来无去"的顿拙感。

（4）临床使用时常结合肢体关节的被动运动，此时应注意动作的协调性，做到轻巧、迅速、随发随收。

揉法

用手掌大鱼际、小鱼际、掌根、肘尖或手指螺纹面着力吸定于一定部位或穴位，带动该处的皮下组织，一起做轻柔和缓的回旋运动的手法称为揉法。

[使用部位]

大鱼际揉法适用于头面部、胸胁部等病变部位较浅处，掌根揉法适用于腰背及四肢面积大而平坦的部位，拇指揉法适用于全身各部的腧穴，皮下脂肪薄处，如头面、胸胁小关节处。

[操作方法]

（1）掌根揉法的操作方法：掌根部自然着力于治疗部位或穴位上，腕关节充分放松并稍背伸，手指自然弯曲，以肘部为支点，前臂主动摆动带动腕部做轻柔和缓的回旋运动。摆动频率100~200次／分。

（2）前臂揉法的操作方法：身体前屈，以一手前臂自然吸定于治疗部位或穴位上，以肩部为支点，上臂主动运动带动前臂摆动，使吸定部位的皮下组织做轻柔和缓的回旋运动。摆动频率80~100次／分。

（3）拇指揉法的操作方法：拇指螺纹面自然吸定于某一部位或穴位上，其余四指自然伸直放于体表，以肘部为支点，前臂主动摆动带动手及大拇指做轻柔的小幅度旋转运动。摆动频率120~160次／分。

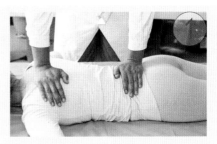

掌根揉法

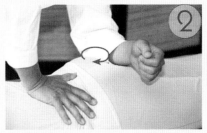

前臂揉法

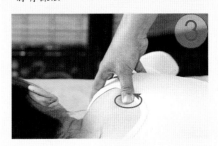

拇指揉法

[操作要领]

（1）肩、肘、手腕充分放松，以前臂的主动摆动带动腕、指的回旋运动。

（2）着力点要带动治疗部位的皮下组织做回旋运动，而皮上组织与着力点保持相对不动，尽量不与皮肤发生摩擦，所谓"肉动而皮不动"。

（3）揉动的动作连续而有节律，力度由小到大，再由大到小，最后停止。

[功效]

调和气血、舒筋活络、缓解痉挛、消肿止痛、消积导滞、健脾和胃。

[适应证]

该手法用力轻柔和缓、深透，可使皮下组织产生摩擦而产生温热作用，适用于全身各部。常用于多种内科杂症、软组织损伤及各种痛症。

[禁忌证]

（1）伤筋的急性期（伤后的24小时内）不宜采用揉法治疗，以免加重局部的皮下出血，加重肿胀。

（2）局部有皮损或传染性皮肤病者。

（3）局部肿胀较重或关节内积液较多者，不宜用揉法在局部操作。

摩擦类手法

以掌、指、肘臂部附在体表做直线往返或环旋移动，摩擦体表的一类手法称为摩擦类手法。包括摩法、擦法、推法、搓法、抹法等。

摩法

以掌面为着力点，以腕关节为中心，做环形而有节律的摩动的手法。

[使用部位]

适用于胸腹及胁肋部。

[操作方法]

手掌自然伸直，腕关节自然微微下垂，将手掌贴附在治疗部位，腕关节保持不动，以腕关节为中心，手掌在体表做轻柔的与之产生摩擦的环旋运动。

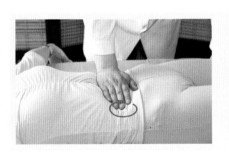

[操作要领]

（1）肘关节自然屈曲、沉肩、腕关节放松，指掌自然伸直，动作和缓而协调。

（2）肘、腕、指掌相互协调运动，运动中腕关节尽量保持不动。

（3）压力轻柔，手掌接触体表部位自然贴附，不要产生向下的拙力，要使接触部位产生温煦感。

（4）手掌部与皮肤产生相对运动，幅度大而不带动皮下组织，所谓"皮动而肉不动"，与揉法相反。

（5）摩动的速度、压力宜均匀。一般指摩法宜稍轻快，掌摩法稍重缓。

[功效]

提神醒脑、行气疏肝、温中和胃、消积导滞、温阳益气。

[适应证]

摩法刺激舒适和缓，临床应用广泛，常用于治疗胃肠道疾患、呼吸道疾患、生殖系统疾患以及四肢痛症等。

[注意事项]

（1）临床应用时，可有补泻之分，常以急摩为泻、缓摩为补，摩腹时顺时针方向可消积导滞为泻、逆时针方向可温中健脾为补。

（2）平补平泻时操作速度不宜过快，也不宜过慢，压力不宜过轻，也不宜过重。

擦法

手掌的一定部位附着于体表，稍向下用力，做快速的直线往返运动，与体表发生摩擦产生热感的手法称为擦法。

[使用部位]

掌擦法应用广泛，可用于全身各部。

[操作方法]

掌面紧贴皮肤，手掌及腕关节自然伸直，以肩关节为支点，通过肘关节及肩关节的屈伸活动带动手掌做快速的直线往返运动，使体表产生热量。

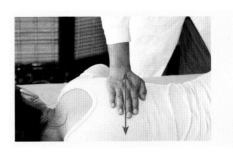

[操作要领]

（1）上肢放松，腕关节平伸，前臂与腕骨处于同一水平，肩关节的屈伸活动为动力源，带动着力部位做直线运动。

（2）动作均匀连续，有如拉锯状，不可跳跃跨越，也不可中途停顿。着力部位紧贴体表，压力均匀，不可使皮肤产生皱褶。

（3）应在一定的距离内摩擦，摩擦频率从快到慢，距离从长到短，摩擦至透热为度。

[功效]

温经通络、活血止痛、温阳散寒、宽胸理气。

[适应证]

擦法压力轻，摩擦力强，局部有明显的温热感，局部可出现潮红、痧斑、瘀点，有清热、透热之功，适用于各种寒证。

[注意事项]

（1）操作中往返用力均匀平稳，操作者呼吸自然，不可屏气，往返频率120次／分。

（2）压力方向为前斜下方，压力不大也不小。压力过大则手法重滞，并容易擦破皮肤，压力过小则摩擦力不够，不易生热。

（3）擦动的路线要保持直线不要歪斜，否则不能达到治疗效果。

（4）擦法操作不可隔衣进行，应充分暴露施术部位。擦法的距离宜长不宜短，掌握好手法操作要领，不要擦破皮肤。

（5）为更好地保护皮肤，擦时应使用一定的介质（如冬青膏、红花油、按摩乳等），既可防止破皮，又可使擦的热度深透，加强疗效。

（6）该手法操作完毕后，在该部位不应再用其他手法，以免导致皮肤受损，故多为结束手法。

推法

指、掌、拳、肘部着力于一定的部位或经络上，紧贴体表做单方向直线运动的手法称为推法，所谓"按而送之，推而行之"。

[使用部位]

根据着力部位的不同，分为拇指推法、掌推法、前臂推法。拇指推多用于头面、颈项、四肢等部，掌推法多用于胸胁部、腰背部，肘推法适用于肌肉肥厚处和感觉迟钝处。

[操作方法]

（1）拇指推法：用两手或单手拇指螺纹面着力于体表的一定部位，其余四指自然分开固定于体表，腕关节微屈，拇指向四指的方向做单方向的直线推动。

（2）掌推法：全手掌按压于施治部位，五指微分开自然伸直，以全手掌的掌指面为着力面，通过前臂向前斜下方的主动施力，带动手掌向指端方向做单方向的直线推动。

（3）前臂推法：屈肘，将前臂着力于施治部位，以肩关节为支点，通过上臂部向前斜下方的主动施力，带动前臂做较缓慢的单方向直线推动。

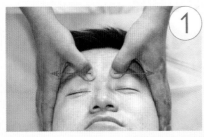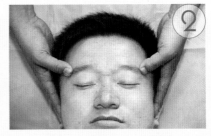

拇指推法

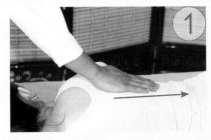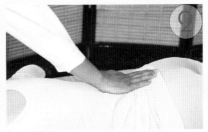

掌推法

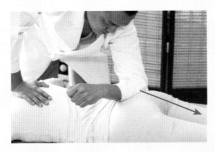

前臂推法

[操作要领]

（1）指、掌、前臂要紧贴体表，用力平稳。

（2）推动的线路呈直线，推动的速度和力量要均匀，不要在体表产生跳跃、歪斜。

（3）推动的压力从轻到重，施术者呼吸自然，不可屏气。

（4）推动的方向一般顺经络、肌纤维及动静脉的走行方向。

（5）拇指推法的推动距离较短，其余推法的推动距离宜长。

[功效]

舒经通络、活血化瘀、行气止痛、理筋整复。

[适应证]

该手法灵活多变，可在全身各部位操作，患者常感觉温热舒适，是临床常采用的推拿治疗方法之一。用于治疗各种痛症及气机阻滞的各类疾患。

[注意事项]

（1）可适当运用一些介质以防止皮肤破损。

（2）在关节端部推动时，推的方向应指向肌肉肌腱的起止点，有利于理筋顺筋；在肢体中部推动时，则从固定一端推向另一端。

（3）推动的方向不同所起的作用也不同。顺静脉的方向推动有利于消肿，顺动脉的方向推动可活血化瘀；顺经络为补，逆经络为泻；向上推为升，向下推为降。

（4）推动的速度不可过快，压力不可过重也不可过轻。

搓法

双手指、掌或指掌相对紧贴于受术部位，也可单手、双手掌面着力于体表，做方向相反、自上而下往复摩擦揉动的手法称为搓法。

[使用部位]

适用于四肢部及胁肋。

[操作方法]

用双手指、掌或掌指相对用力夹住操作部位，以肩关节为支点，肩关节的主动屈伸运动带动双上肢做快速的相反方向的搓动，同时做上下往返移动。

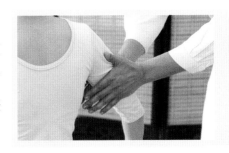

[操作要领]

（1）操作者沉肩坠肘，肩肘关节放松，上身稍前屈，双手自然伸开，五指并拢，以手指、掌或掌指着力于操作部位。

（2）挟持力均匀柔和，以挟持住为宜，搓动频率快，速度由快到慢、由慢到快，上下移动要慢。

（3）整个操作过程要协调，一气呵成。搓动时掌面在施术部位体表有小幅度的位移，受术者有较强的松动感。

[功效]

舒经通络、活血止痛、调和气血、祛风散寒、舒筋解痉。

[适应证]

该法为临床常用的辅助手法之一，作用温和舒适，可用于治疗肢体痹痛、肩背酸痛、关节活动不利等症。

[注意事项]

（1）手法施力要深沉，但不可用暴力，以免损伤皮肤。

（2）施术时双手用力对称，搓动要快，移动要慢。指、掌、腕配合协调，动作要轻快灵活，力量要均匀连贯，快慢适宜，以皮肤发热为度。

（3）施术者不能屏气，呼吸自然均匀。

03 振颤类手法

以较高频率的节律性交替刺激持续作用于人体，使受术部位产生颤动感觉的手法称为振颤类手法。常作为结束手法使用，并常与搓法配伍使用。本类手法包括抖法、振法。

抖法

用双手或单手握住患者的上肢或下肢远端，用力做连续的小幅度上下颤动，使肌肉、关节有轻松感，达到放松肌肉、关节的目的的手法。

[使用部位]

根据抖动的部位不同分为抖上肢法、抖下肢法。

[操作方法]

（1）抖上肢法：双手握住患者腕关节，牵引上肢向前方抬起60°左右，通过前臂的强直性静止用力，使肢体产生小幅度的上下抖动，并使抖动所产生的抖动波似波浪般地传递到肩部。

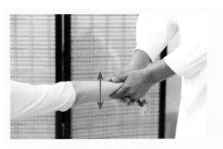

抖上肢法

（2）抖下肢法：患者仰卧，

术者用双手握住患者患肢的踝部
或分别握住两踝，将肢体牵拉抬
起，与床面成30°左右，然后做
上下兼有内旋的连续抖动，使抖
动从踝部经膝关节传至髋腰部。

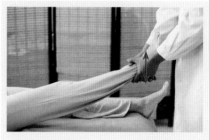

抖下肢法

[操作要领]

（1）被抖动的肢体要放松，
自然伸直，并在抖动时保持伸直的姿态。

（2）抖动产生的抖动波应从肢体的远端传到近端，直接达到关节。

（3）操作者呼吸自然，不可屏气，抖动的幅度小、频率块，动作
连续，一气呵成。

（4）操作时不可使肢体产生左右、前后的晃动。

（5）抖动上肢时，手握腕部，向前侧方牵引60°左右，抖动从
腕部经肘部传至肩部，频率一般在200次／分。

[功效]

舒筋活络、滑利关节、活血祛瘀。

[适应证]

本手法主要用于四肢和腰部，常用于治疗四肢以及腰部的疼痛疾
患。

[注意事项]

（1）抖动前要使患肢充分放松，使肌肉处于最佳松弛状态。

（2）抖动时要适当地牵拉肢体，使肢体绷直。

（3）抖动应通过上肢肌肉强直性静止用力产生，使抖动幅度尽量小，避免使肢体产生大幅度的波动。

[禁忌证]

（1）对于有习惯性肩、肘、腕关节脱位病史者，严禁使用本手法。

（2）对于有骨质疏松、年老体弱的患者慎用本手法。

振法

将指端或手掌紧贴体表上，通过前臂和手部的肌肉强力地静止性用力，做持续性快速振动，使治疗部位产生高速振动的手法称为振法。

[使用部位]

根据着力部位的不同分为指振法、掌振法，指振法适用于头面、胸腹及全身各部穴位，掌振法多用于胸腹及腰背部。

[操作方法]

（1）指振法：食指或中指指端垂直放于体表治疗部位，其余手指自然并拢，注意力集中于指端，通过上臂肌肉的强直性静止用力，产生快速的振动，使受术部位产生温热感、松动感。

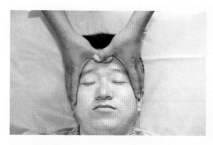

指振法

（2）掌振法：掌面紧贴于治疗部位，腕关节自然背伸，注意力集中于掌部，通过前上臂屈肌群和伸肌群交替的强直性静止用力，产生快速的振动，使受术部位产生温热感、松动感。

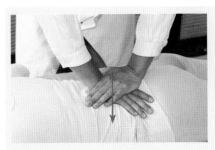

掌振法

[操作要领]

（1）振动通过上臂屈伸肌群的等长收缩产生，其他部位要尽量放松。

（2）注意力要高度集中于掌指部。掌指部自然贴附于体表，不可离开肌表，也不可施加额外的压力。

（3）要有较高频率的振动，一般认为，振动的频率要达到每分钟400~600次。振动幅度要小，不能使肢体产生抖动或摆动。

（4）操作时不能屏气，呼吸自然而有节律。

[功效]

镇静安神、温中散寒、行气消积、升举阳气。

[适应证]

该手法常用于治疗头痛、失眠、消化不良、胃脘痛等疾病。

[注意事项]

（1）操作时除前臂主动静止性用力外，其余部位不要做故意的摆动及颤动，也不可向施术部位加压。

（2）指掌贴附体表自然，既不可离开体表，也不可施加压力。

（3）操作要使治疗部位产生温热感及松动感，并从操作部位向周围扩散。

挤压类手法

用指、掌、肘及肢体的其他部位按压或对称性地挤压体表的一类手法称为挤压类手法。该类手法有按压类和捏拿类两类。按压类手法是最早出现的推拿手法之一，推拿古称按摩、按跷就来源于此。按压类手法是用指、掌、肘或肢体的其他部位垂直用力按压体表的手法，代表手法为按法，还包括点法、压法、拨法和踩跷法等。捏拿类手法是用指、掌对称性地挤捏体表或肢体的手法，此类手法包括捏法、拿法、捻法、拧法、挤法等。

按法

用指、掌部着力于体表，由轻到重逐渐按压的手法称为按法。

[使用部位]

根据着力面的不同，可分为指按法、掌按法。指按法可用于全身各处穴位，掌按法适用于面积大而平坦的部位。

[操作方法]

（1）指按法：用拇指指峰、螺纹面或整个指腹按压体表，其余四指自然伸直置于相应的位置，固定助力，腕关节屈曲40°～60°，拇指垂直向下用力按压，用力从轻到重，到最大力时停顿片刻，渐减压力，再重复加压，使整个动作过程既平稳又富有节奏性。

（2）掌按法：用双手或单手
手掌掌面紧贴体表，手指自然伸直
放于体表，腕关节背伸，肘关节微
屈，上半身前倾，将上半身的重量
通过肩、肘传至手掌面，垂直向下
按压，用力方式同指按法。

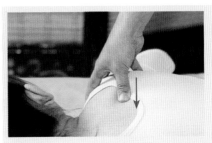

指按法

[操作要领]

（1）手指或掌面着力于体表，
用力垂直向下按压，部位固定，
用力从轻到重，不可突加暴力。

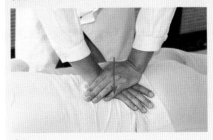

掌按法

（2）按压过程用力有一定的节奏性，使刺激逐步渗透到组织内部。

（3）指按法要悬腕并自然屈曲，拇指按定体表，其余四指固定于
相应的位置，使拇指着力更平稳。

（4）掌按法用于腰背及胸腹时要病人配合呼吸，呼气时逐渐用力
向下按，吸气时逐渐减压。

[功效]

舒筋通络、解痉止痛、温经散寒。

[适应证]

该手法是最早出现的推拿手法之一，刺激性较强。指按法常可替
代针刺，也是指针手法之一。常用于治疗头痛、三叉神经痛、腰腿
痛、坐骨神经痛等各种痛症，及颈项强直等症。

[注意事项]

（1）指按法接触面积小而刺激较大，故临床操作中常与揉法结合应用，边按边揉，有"按一揉三"的说法，即重按一下、轻揉三下，形成有规律的按揉结合的连续手法操作。

（2）按法一定要逐渐加压，从轻到重、从重到轻，禁止突发突止、暴起暴落。

（3）掌按法在腰胸部应用时要注意患者的骨质情况，避免造成医疗事故。

[禁忌证]

（1）骨质疏松、骨结核、骨肿瘤等骨质病变患者禁用掌按法。

（2）严重肺胸疾患禁用掌按法。

（3）有心脏疾患、严重代谢疾患时禁用按法。

（4）年老体弱、孕妇等禁用按法。

压法

用拇指螺纹面、掌面或肘关节尺骨鹰嘴部着力于治疗部位持续按压的手法称为压法。

[使用部位]

根据着力部位的不同，分为指压法、掌压法。指压法可用于全身各处穴位，掌压法适用于面积大而平坦的部位，肘压法主要用于腰臀等肌肉丰厚部位。

[操作方法]

（1）指压法：用拇指指峰、螺纹面或整个指腹按压在体表，其余四指自然伸直置于相应的位置，固定助力，腕关节屈曲40°～60°，拇指垂直向下用力持续按压。其手法形态同指按法。

（2）掌压法：用双手或单手手掌掌面紧贴体表，手指自然伸直放于体表，腕关节背伸，肘关节微屈，上半身前倾，将上半身的重量通过肩、肘渐传至手掌面，垂直向下持续按压，其手法形态同掌按法。

[操作要领]

（1）指压法和掌压法的手形与准备动作、用力的方向同指按法和掌按法。

（2）压法与按法的区别在于用力的方式，压法是持续地向下压，按法则是有节奏地向下压。可以说按法包括了几个压法的过程，有节奏轻重交替的重复过程，压法则相对静止，压住不动。

（3）压法用力仍从轻到重，然后压住不动，持续一段时间，再逐渐减压。

[功效]

舒筋通络、解痉止痛。

[适应证]

压法与按法的作用相同，适应证相似。

[注意事项]

同按法。

点法

用指端、指间关节着力于患者体表，持续地向下进行点压的手法称为点法。点法首见于《保生秘要》，从按法发展而来。

[使用部位]

根据着力面的不同，可分为指端点法、屈指点法、肘点法。指端点法可用于全身各处穴位及痛点，屈指点法、肘点法适用于背部及腰臀部腧穴。

[操作方法]

（1）指端点法：用拇指或中指指端着力于患处或穴位，其余手指自然屈曲，肩肘放松，上臂主动用力下压，通过肘、腕关节传导，使指端持续向下点压。

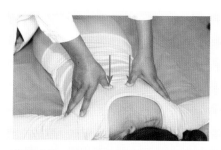

指端点法

（2）屈指点法：用拇指或食指、中指屈曲的近节指间关节背侧着力于操作部位，其余手指自然屈曲握实拳，肩肘放松，上臂主动用力下压，通过肘、腕关节传导，使指间关节屈曲面持续向下点压。

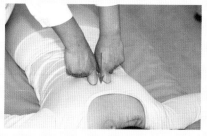

屈指点法

（3）肘点法：身体前倾，肘关节屈曲，用肘关节尺骨鹰嘴部的最高点着力于治疗部位，将上半身的重量通过肩传至肘关节尺骨鹰嘴部，垂直向下持续按压。

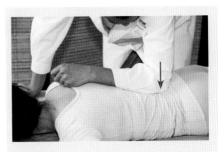

肘点法

[操作要领]

（1）指端点法宜手握空拳，用相邻的手指固定着力于第一指间关节，如用拇指则将第一指间关节紧贴食指第一指间关节的外侧，用中指则将拇指及食指螺纹面紧贴其第一指间关节掌侧及背侧，以免用力时损伤指间关节。

（2）屈指点法宜手握实拳，手指自然屈曲握紧以便对用力指起固定和助力作用。

（3）点法操作时，应由肩或前臂发力，并施以身体的重量，意念集中于着力处。

（4）用力要由轻到重，持续而稳定，使刺激逐步渗透到机体的组织深部，使之产生"得气"的感觉，并以患者能忍受为度。

（5）点法的用力方向多与受力面相垂直，点在穴位上时，压力方向常常与针刺穴位的方向相一致。

[功效]

舒筋活络、调经通气、活血化瘀、解痉止痛。

[适应证]

该手法刺激较强。一般认为，点法与按法的区别在于：接触面积大，压力较为缓和的为按法；接触面积小，压力较大的则为点法，有以指代针之义。常常用于治疗各种痛症。

[注意事项]

（1）点法用力要注意逐渐加力和逐渐减力，禁止使用暴力，并且力量的大小既要产生得气感，又要以患者能耐受为度，避免造成局部损伤。

（2）对于年老体弱、久病体虚的患者不可使用点法，有心脏疾病的患者忌用。

（3）在临床上点法常与揉法配合使用，边点边揉，可以避免气血积聚和局部的组织损伤。

捏法

以拇指和其他手指相对用力，在操作部位做有节律的、一紧一松的挤捏，并做匀速上下移动的手法称为捏法。

[使用部位]

拇指与其他手指配合用力，称五指捏法，适用于四肢、背部。

[操作方法]

用拇指和其他手指的指面自然贴附在体表的两侧，相对用力挤捏，随即放松，再用力挤捏、放松，重复挤捏和放松动作，并循序匀速移动。

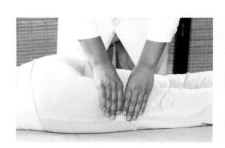

[操作要领]

（1）操作时拇指和其他手指

的指面及虎口、掌面自然紧贴在体表。

（2）拇指和其余手指要以指面着力，腕关节放松，施力时双方用力对称、轻柔，轻重交替。

（3）操作中用力均匀，动作要有节奏性，连续而不间断。

（4）一般顺经挤捏，且随一张一合连续缓慢移动，轻重适度。

[功效]

通经活络、行气活血、解痉止痛、消炎利肿。

[适应证]

本手法刺激强度中等，轻重适中，常用于治疗疲劳性四肢酸痛、四肢关节疼痛、颈痛等痛症。

[注意事项]

（1）操作中避免指端用力，应用指面着力，腕关节放松。如用指端着力则失去挤压的作用。

（2）挤捏移动的方向不同，作用有差异。抬高肢体，向心性移动，能使血液归心、消炎消肿；反之，肢体下垂，离心性移动，可使气血发散、活血化瘀。临床应区别应用。

（3）挤捏时不要含有揉、提的手法，如捏中带揉、提，则是拿法。

（4）挤捏前，可先在腋下或腹股沟处点按、弹拨，从而使经脉畅通。

拿法

用拇指和其余手指相对用力、提捏或揉捏肌肤的手法称为拿法，有"捏而提起谓之拿"的说法。推拿的说法最早出现于明代，由按摩到推拿名称的改变也体现了推拿手法运用的广泛性。后世的"拿坛子""抓沙袋"等功法的训练，即主要针对拿法而立，以增加手腕部的力量。

[使用部位]

拇指与其他手指配合，俗称五指拿法。适用于头部、腰部及四肢部。

[操作方法]

用拇指与其他手指相对用力，在挤捏肌肤的同时用腕关节的力量向上提起肌肤，继而放下，并用拇指和其他手指揉动按摩部位，持续有节律地进行以上手法的重复操作。

[操作要领]

（1）挤捏和提起时用拇指和其余手指的指面着力，避免使用指端着力。

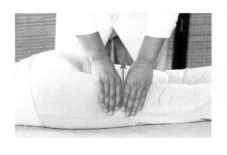

（2）操作中拇指和其余手指的指面、虎口及掌面尽可能地紧贴体表。

（3）操作中腕关节要放松，动作灵巧、连绵不断，力量柔和，富有节律性。

（4）拿法是复合手法，提捏中含有揉法，实际上包含了捏、提、揉三种成分。

[功效]

舒筋通络、解痉止痛、发散风寒、升举阳气、行气活血、消积导滞。

[适应证]

该手法既有力又柔和，患者感觉轻松舒适，临床应用比较广泛。常作为肌肉放松手法。

[注意事项]

（1）拿时一紧一松地提起、放下，用力由轻到重，和缓而有节律性，逐步达到渗透的作用，切忌突然加力、减力。

（2）操作中要注意腕关节的灵活性，动作协调，可双手交替操作或同时操作，避免死板僵硬。

（3）初习者不可用力久拿，避免损伤手指和腕关节。

拨法

以手指端深按于治疗部位，进行单方向或往返拨动的手法，称为拨法，又称为指拨法、拨络法等。该手法是临床常用的手法之一，其临床应用有"以痛为腧，不痛用力"的说法。

[使用部位]

一般应用于肌肉或肌腱旁。

[操作方法]

五指自然伸直，腕关节自然屈曲，以拇指端着力于治疗部

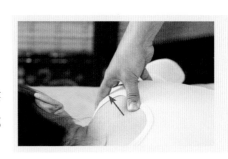

位，其余手指置于相应位置以固定和助力。拇指用力下压至一定的深度，使局部产生酸胀感时，再做与肌腱、韧带、肌纤维或经络成垂直方向的单向或来回拨动。若单手指力量不足时，亦可用双拇指重叠进行拨动。

[操作要领]

（1）按压力与拨动力方向相互垂直。

（2）拨动时指端应按住皮下肌纤维、肌腱或韧带，带动其一起运动，指端尽量不与皮肤产生摩擦。

（3）拨动的用力应由轻到重，然后由重到轻，不可突加猛力。

[功效]

解痉止痛、松解粘连、活血祛瘀。

[适应证]

该手法刺激较强，着力面积小，常用于治疗各种伤筋疾病。

[注意事项]

（1）操作中，拨动用力要注意掌握"以痛为腧，不痛用力"的原则。先在某一体位于患处找到最痛的一点，用拇指按住此痛点，随后转动患部肢体，在运动中找到并保持在指端下的痛点由痛变为不痛的新体位，然后再使用拨法。

（2）操作时，要与弹拨法区别，弹拨法力量更强，且拨法对皮肤无摩擦移动，而弹拨法除对肌纤维、肌腱和韧带施以弹拨外，与表皮之间亦有较重的摩擦。

05 叩击类手法

用手掌、拳背、手指或特制的器械叩击体表的手法称为叩击类手法。本类手法包括拍法、击法、叩法、弹法等手法。

拍法

五指并拢，用虚掌拍击体表的手法，称为拍法。拍法可单手操作，也可双手同时操作。

[操作方法]

五指自然并拢，掌指关节自然微屈，使掌心空虚，沉肩、垂肘，腕关节放松，肘关节主动屈伸，带动虚掌有弹性、有节奏、平稳地拍击施术部位。用双掌操作时，以双掌一起一落交替拍击施术部位。

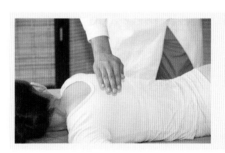

[操作要领]

（1）操作时虚掌拍击治疗部位，使振动感渗透到组织深层。

（2）拍击动作要平稳，使掌周、指周同时接触体表，击打声清脆，拍击部位无痛感。

（3）拍击时腕关节要充分放松，力量从前臂通过腕关节传到掌部，击打的力量要刚柔相济，拍击的动作要灵活自如。

（4）拍击时要有弹性、有节奏感，不可实拍治疗部位。

（5）直接接触皮肤拍击时，以皮肤轻度潮红为度。

[功效]

活血化瘀、解痉止痛、益气升阳。

[适应证]

常用于肩背部、腰骶部和下肢后侧，用于治疗各种痛症、肢体麻木、感觉减退等症。

[注意事项]

（1）拍击时应用虚掌，忌平掌拍击。

（2）拍击时用力应与体表垂直，不可偏移，一拍即起，不可拍实，否则易有疼痛感。

（3）拍击的动作干脆利落，不可在体表产生拖、拉等动作。

（4）要掌握好适应证，对有结核、冠心病、肿瘤等症者禁用拍法。

击法

用拳背、掌根、掌侧小鱼际、指尖或桑枝棒击打体表一定部位，称为击法。

[使用部位]

根据接触体表的部位或使用器械可分为拳击法和啄法。拳击法多用于颈背部，啄法适用于下肢。

[操作方法]

（1）拳击法：握拳，腕关节稍背屈，不可屈伸，前臂外旋，通过肘关节的屈伸使拳背有节律地平击在施治部位。

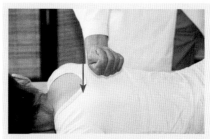

拳击法

（2）啄法：五指捏合，腕关节放松，通过前臂的主动运动带动腕关节的屈伸，以使五指尖有节律地击打在施治部位。

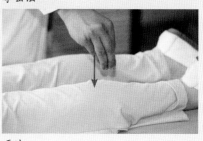

啄法

[操作要领]

（1）击打时用力要稳，含力蓄劲，收发灵活。

（2）击打时着力短暂而迅速，要有反弹感，即一击到体表就迅速收回，不可有停顿和拖拉。

（3）击打的方向要与体表垂直。

（4）操作时肩、肘、腕放松，用力均匀，动作连续而有节奏感，击打的部位有一定的顺序。

（5）击打的速度快慢适中，击打的力量应因人、因病、因部位而异。

[功效]

舒筋通络、活血祛瘀、行气止痛。

[适应证]

常用于颈椎病、四肢痹痛、腰椎间盘突出症、偏瘫、截瘫等疾病的治疗。

[注意事项]

（1）本手法刺激较强，在头部、心前区、两肾区操作时宜轻，避免造成损伤。

（2）击打要避免使用暴力。

（3）严格掌握各种击法的适应部位和适应证。

（4）有风心病、脑梗死、高血压病史的患者忌用本法。

叩法

以空拳的尺侧缘叩击体表的手法，称为叩法。叩法刺激程度较击法更轻，有"轻击为叩"的说法。

[使用部位]

叩法可以全身操作。

[操作方法]

手握空拳，拇指在内，手指及腕关节放松，通过肘关节的主动屈伸，使拳的小鱼际部和小指部节律性地叩击施治部位，操作正确，常可发出嗒嗒声。

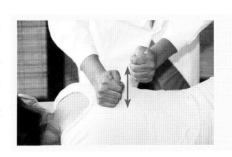

[操作要领]

（1）叩击时用力适中，让患者感觉有轻微的振动，觉得轻松而舒适，响声清脆。

（2）叩击时腕关节及手指要放松，不用实力击打施术部位，方可产生空响声。

（3）叩击时要有很强的节奏感，亦常两手同时操作，左右交替，如击鼓状。

[功效]

行气活血、舒筋通络、镇静安神、醒脑开窍。

[适应证]

常用于治疗头痛、头晕、四肢肌肉疲劳、肩背疼痛等症。

运动关节类手法

使患者关节做生理活动范围内的屈伸、旋转、内收、外展等被动活动的手法，称为运动关节类手法。本类手法主要包括摇法、背法、扳法和拔伸法，是临床常用的推拿手法之一。本类手法有很好的理筋整复、松解粘连的作用，对某些疾病常能取得立竿见影的功效。

摇法

使关节做被动的、和缓回旋运动的手法，称为摇法。

[使用部位]

根据运动关节的不同可分为腰椎摇法、肩关节摇法、髋关节摇法。

[操作方法]

（1）腰椎摇法：患者仰卧位，两下肢并拢，自然屈膝屈髋，术者一手按患者膝关节，另一手按住足踝部，双手协同用力，带动腰部做顺时针或逆时针方向的摇转运动。

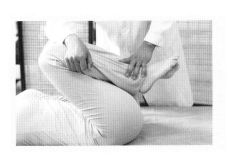

（2）肩关节摇法：患者坐位，肩部放松，患侧肘关节自然屈曲，术者站于受术者患侧，用一手扶按住肩关节上部，另一手从其前臂下方穿过，以手腕托住肘关节，用手拿住肘关节上方，使其前臂放在术者前臂上，然后双手协调用力，让患肩做顺时针或逆时针方向的从小幅度到大幅度的环转摇动。

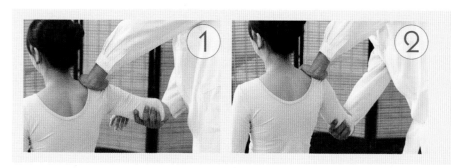

（3）髋关节摇法：患者仰卧位，一侧髋膝屈曲，术者一手扶按于屈曲的膝关节前部，另一手握住足踝部或足跟部，将髋、膝关节屈曲的角度维持在90°左右，然后两手做协调运动，使髋关节做被动的顺时针或逆时针方向的环转运动。

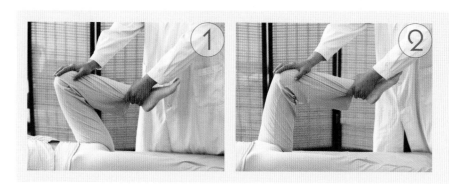

[操作要领]

（1）两手协调配合，动作柔和，用力稳、准，除被摇动的关节外，其余部位应固定，避免产生晃动。

（2）摇动时切勿使用暴力和蛮力，摇动的速度由慢到快，尤其刚开始摇动时速度要慢，可随摇转次数的增加和患者的逐渐适应而渐渐加快速度，但摇动的速度总体上以慢为宜。

（3）摇动的方向和幅度要在生理许可和患者能耐受范围内进行，幅度由小渐大，循序渐进。

[功效]

滑利关节、松解粘连、解痉止痛、行气活血。

[适应证]

该类手法用于全身各关节处，多用于治疗关节及周围软组织损伤，如肩关节周围炎、肩部软组织损伤等。急性腰扭伤、腰背筋膜劳损、腰椎间盘突出症的恢复期，常用腰部摇法。髋关节扭伤、髋关节滑膜嵌顿、股骨头无菌性坏死，常用髋关节摇法。

[注意事项]

（1）摇法使用前应先用和缓轻柔的手法，如揉法、拿法等，使肌肉放松、疼痛缓解后再用摇法。

（2）摇法的幅度要限制在正常的生理范围及患者能耐受的范围内，禁止使用暴力、蛮力。

（3）摇转时速度应逐渐加快，不可突然快速摇动。

（4）摇转时运动轨迹是圆锥形，常用一手固定关节的一端，另一手摇动，或以关节为中心，两手同时做反向的环转运动。

[禁忌证]

对于有习惯性脱位病史的患者禁用摇法。

扳法

双手同时反向或同一方向协调扳动某关节，使关节产生伸展、屈曲、旋转等运动形式的手法，称为扳法。扳法是推拿常用的手法之一，也是正骨推拿流派的主要手法。扳法应用于关节，多以巧力寸劲使关节做短暂、快速的运动。

[使用部位]

根据扳动的关节不同分为颈椎扳法、胸椎扳法、腰椎扳法、肩关节扳法、肘关节扳法、腕关节扳法、髋关节扳法、膝关节扳法、踝关节扳法。

[操作方法]

（1）颈椎扳法：患者坐位，颈项放松，头略前俯或中立位，术者

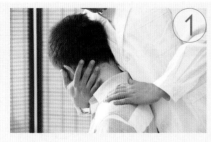

前臂托举下颌

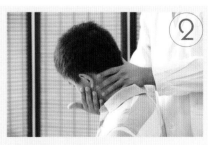

双手托举下颌

立于其侧后方，用一手扶住其后头顶部，另一手托握住下颌部，两手协调反向运动，使颈椎做侧向旋转，当旋至最大限度稍有阻力时，略停顿片刻，随即双手用巧力寸劲协调、快速扳动，此时颈椎可发出咔嗒的弹响声，随即松手。可按同法做另一侧的扳动。

（2）胸椎扳法：患者仰卧位，两臂交叉置于胸前，两手分别抱住对侧肩部，全身放松；术者一手握拳，拳心向上，将拳垫在其背脊的患椎处；另一手按压其交叠的双肘部。嘱患者做深呼吸，在其呼气时，压肘的一手顺势下压，待呼气将尽未尽时，用巧力寸劲快速、有控制地向下按压，此时胸椎常可发出咔咔的弹响声，随即松手。

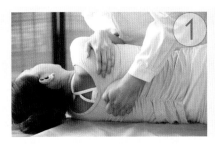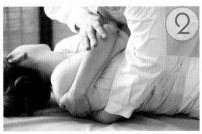

（3）腰椎斜扳法：患者侧卧位，在上的下肢屈膝屈髋，在下的下肢自然伸直，术者面对患者而立，用一手或肘部扶按于其肩前部，另一手或肘扶按于患者的臀髂部。两手或两肘协调用力，先使其腰部做

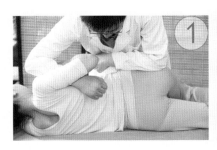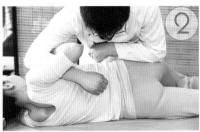

小幅度的扭转活动，即扶按于肩部和臀髂部的手或肘同时用较小的力量向下按压，使肩部向背侧、臀部向腹侧转动，压后即松，使腰部形成小幅度的扭转，以便放松。待腰部完全放松后，再在腰部扭转至有明显阻力时，略停片刻，然后用巧力寸劲快速、有控制地扳动，此时腰椎常可发出咔咔的弹响声，随即松手。

（4）肩关节扳法：包括肩关节外展扳法、内收扳法、旋内扳法。

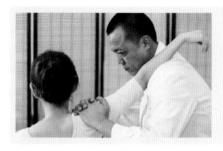

①肩关节外展扳法：患者坐位，上肢放松自然垂于体侧，术者半蹲于患肩外侧，将患者患侧上臂的肘关节上部放在术者肩上，双手十指交叉放于患者肩部，将患肩扣住。随后术者缓缓起立，双手臂协调用力，使患者肩关节缓慢外展，至有阻力时，略停片刻，以巧力寸劲做肩关节外展位增大幅度的快速扳动。

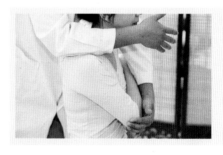

②肩关节内收扳法：患者坐位，患侧上肢屈肘紧贴于胸前，手搭扶在对侧肩部。术者立于其身后，用一手扶按于患侧肩部以固定，另一手穿过其健侧肩部，托住患侧肘关节外侧并缓慢向胸前上提，上提时保持肘紧贴胸前，至有阻力时，略停片刻，以巧力寸劲做增大幅度的快速扳动。

③肩关节旋内扳法：患者坐位，患侧上肢的手和前臂置于腰部后侧。术者立于其身后，用一手按住其患侧肩部以固定，另一手握住其腕部将患肢小臂沿其腰背部缓缓上抬，至有阻力时，以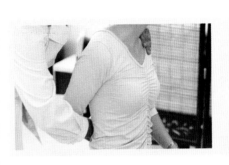巧力寸劲做较快速、有控制的上抬患者小臂的动作。

[操作要领]

（1）扳法的整个动作要求稳、准、巧。"稳"指用力平稳，不可突发暴力、蛮力，也指整个操作过程平稳，分阶段逐步进行。第一步是使关节放松，可采用放松类的手法和关节的摇法，使关节做小范围的活动，使关节逐步松弛；第二步是将关节极度地伸展、屈曲或旋转；第三步是保持关节在极度伸展、屈曲或旋转的情况下，运用扳法。"准"一是指扳动时着力点及发力的方向准确，顺关节的运动趋势而扳动。二指扳动时发力的时机要准：如发力时机过早，关节还有松弛运动的余地，则未尽其法；如发力时机过迟，关节在极度伸展或屈曲、旋转的状态停留过久，易使松弛的关节紧张，不但不易操作，还容易导致损伤。巧指扳动用力要用巧力寸劲。"巧"指的是扳动时发力的技巧性，用力要适当，与蛮力、拙力相对而言；寸劲指发力迅捷而短促，扳动迅速而关节又在生理活动范围内，关键在于发力快，收力也快，使关节周围的肌腱、韧带刚一紧张，关节已回复初始位置，既起到扳动的目的，又避免了软组织的损伤。

（2）扳动时要顺应并符合关节的生理功能，对于所扳动的关节，一定要认真掌握其解剖结构、生理活动范围、活动方向等特点，顺应关节的运动规律实施扳法，严禁反关节运动扳动。

（3）扳动时双手用力要协调，一般四肢关节扳动常用一手固定关节近心端，另一手扳动，而脊柱的扳动双手用力常相反，动作要协调，使脊柱围绕纵轴旋转，避免各小关节相互碰撞造成损伤。

[功效]

滑利关节、理筋整复、松解粘连、舒筋活络、解痉止痛。

[适应证]

扳法广泛地应用于全身各部关节，治疗各种软组织损伤及神经血管卡压综合征。

[注意事项]

（1）要先放松被扳动的部位，再扳动，扳动后再次放松。

（2）操作时医者的姿势要注意既有利于发力，又能顺应关节的运动规律，动作自然协调，避免生硬、机械。

（3）扳动时不可逾越关节运动的生理范围，以免造成关节周围的肌肉、韧带及神经的损伤，扳动要在生理范围和患者能耐受的范围内操作，如患者不能耐受同样易造成损伤。

（4）扳动时禁止使用暴力、蛮力，严防出现医疗事故。

（5）扳动时用力要有控制，不可刻意追求弹响声。在颈、胸、腰椎扳法操作中，弹响声一般认为是关节复位、手法成功的标志，但若为追求声响，反复扳动，易使关节紧张度增大，常是造成不良后果的诱因。

[禁忌证]

（1）诊断不明确的脊柱外伤及有脊髓症状体征者禁用扳法。

（2）有骨质病变者，如骨关节结核、骨肿瘤等禁用扳法。

（3）对于四肢关节外伤、骨折未愈合者禁用扳法。

（4）有严重骨质增生、骨质疏松症者慎用扳法。

Chapter 3 常见病的推拿治疗

本章将详细介绍适用于推拿治疗的常见病，以及治疗时宜使用的手法和注意事项等。

01 / 颈椎病

颈椎病又称颈椎综合征，是由于颈椎间盘退行性改变、颈椎骨质增生以及颈椎部损伤等原因造成脊柱内外平衡失调，刺激或压迫颈椎神经根、椎动脉、脊髓、交感神经而引起的一组综合征。本病是中老年人的常见病、多发病。属中医学项筋急、项肩痛、眩晕等范畴。

治疗

治疗原则 舒筋活血、解痉止痛、整复错位。

操作方法

**颈肩部
放松手法**

1. 揉法放松肩背部的肌肉。

2. 滚法放松肩背部的肌肉。

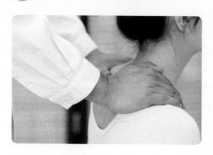

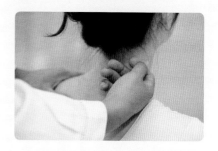

3. 拿法放松肩背部的肌肉。

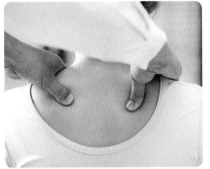

4. 指揉法放松肩胛内缘的肌肉。

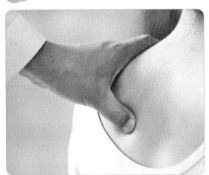

5. 指揉与拿捏颈项两旁的肌肉。

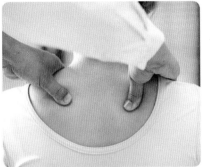

①

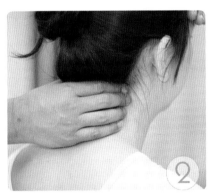

②

神经根型
颈椎病手法

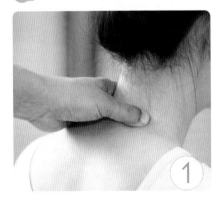

1. 掌根按压大椎两侧。

2. 拇指推压颈部痛点。

3. 拿揉、搓抖放松患侧上肢、拔伸手指。

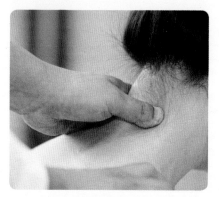

拿揉上臂

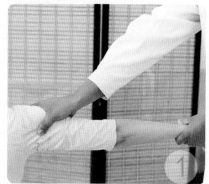

拿揉前臂

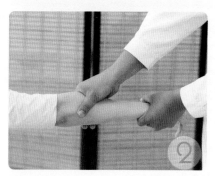

搓

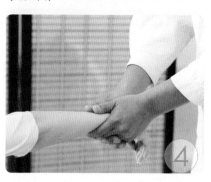

抖

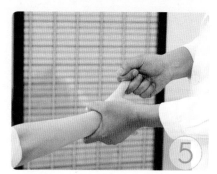

拔伸手指

椎动脉型
颈椎病手法

按压头面部穴位。

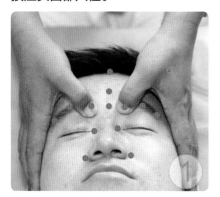

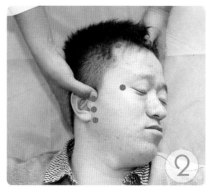

交感型
颈椎病手法

指揉及点压肩胛内侧背俞穴。

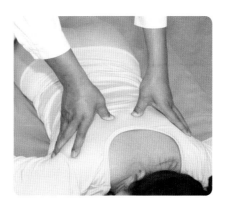

注意事项

（1）在使用被动运动手法治疗时，动作应缓慢，切忌使用暴力、蛮力和动作过大，以免发生意外。

（2）低头工作不宜太久，须坚持做颈保健操。

（3）注意颈肩部保暖，预防感冒。

（4）睡眠时枕头高低和软硬要适宜。

（5）神经根型颈椎病炎性反应重者，可配合静脉滴注消炎脱水药物治疗。

（6）对脊髓型颈椎病，推拿治疗效果不佳，或有进行性加重趋势，应考虑外科手术治疗。

按语

颈椎病除脊髓型外，其他各型预后都较好。脊髓型颈椎病若出现痉挛性瘫痪和排便障碍，以及骨质增生严重使椎间孔狭小神经根受压不能缓解者，以采用手术治疗为好。

扫一扫，视频更精彩

02 / 落 枕

　　落枕是颈部软组织常见的损伤之一，多见于青壮年，男多于女，冬春季发病率较高。临床上以急性颈部肌肉痉挛、强直、酸胀、疼痛、转动失灵为主要症状。轻者4～5天可自愈，重者疼痛严重并向头部及上肢放射，迁延数周不愈。此病推拿疗效确切、迅速。落枕为单纯的肌肉痉挛，成年人若经常发作常系颈椎病的前驱症状。

治疗

治疗原则 舒筋活血，温经通络，理顺肌筋。

操作方法

颈肩部
放松手法

1. 揉法放松肩背部的肌肉。

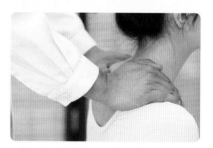

2. 滚法放松肩背部的肌肉。

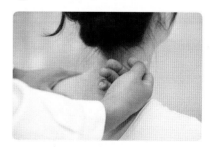

3. 指揉法放松肩胛内缘上部的肌肉。

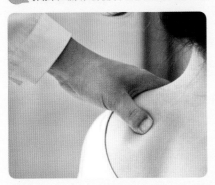

4. 指揉与拿捏颈项两旁的肌肉。

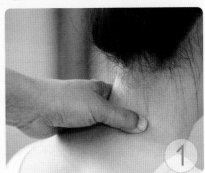

5. 拇指推压颈部痛点。

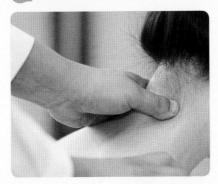

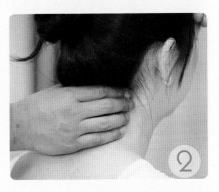

6. 嘱患者自然放松颈项部肌肉，术者一边托起下颌，一边扶持后枕部，使颈略前屈，下颌内收。双手同时用力向上提拉，并缓慢左右旋转患者头部10～15次，以活动颈椎小关节。

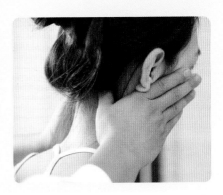

注意事项

（1）推拿治疗本病过程中，手法宜轻柔，切忌施用强刺激手法，防止发生意外。

（2）经常落枕的患者，睡觉时垫枕高低要适当，并注意颈项部的保暖。

按语

落枕往往因睡眠时头部姿势不良而发病。但临床不少患者并非都是在睡眠后发病，如扭挫、受寒、肾虚都可引起颈项强痛。推拿治疗本病疗效迅速、确切。

03 急性腰肌扭伤

急性腰肌扭伤是指腰骶，骶髂及腰背两侧的肌肉、筋膜、韧带、关节囊、滑膜等软组织发生急性损伤，从而引起腰部疼痛及活动功能障碍的一种病症。本病是腰痛疾病中最常见的一种。多发于青壮年体力劳动者，长期从事弯腰工作的人和平时缺乏锻炼、肌肉不发达的人。如治疗及时、手法运用恰当，疗效极佳；若治疗不当或失治，可致损伤加重而转变成慢性腰痛。

治疗

治疗原则 舒筋通络、活血散瘀、消肿止痛。

操作方法

1. 患者俯卧位，按揉患者脊柱两侧肌肉。

2. 点压腰椎两侧夹脊穴。

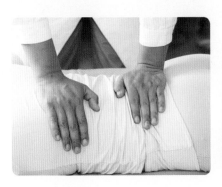

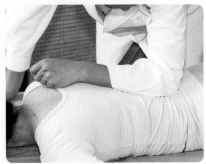

3. 斜扳腰部。

4. 用双手掌重叠用力，沿脊柱由上至下按压腰部。

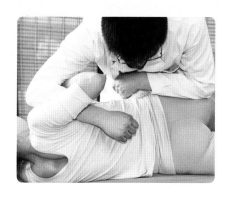

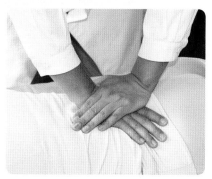

注意事项

（1）损伤早期要减少腰部活动，卧板床休息，以利组织修复。

（2）根据患者的具体情况，选择适宜的手法，以免加重损伤。

（3）注意局部保暖，病情缓解后，逐步加强腰背肌肉锻炼。

按语

本病多由间接外力所致，90%以上发生在骶棘肌和腰骶关节。

推拿治疗本病效果很好，这是因为手法能舒筋通络，活血散瘀，改善血液循环，使损伤的组织修复，并能纠正小关节紊乱，使嵌顿的滑膜复位。轻则2~3天，重则2周左右，症状就会逐渐消失，基本恢复健康，但尚不能负重和剧烈运动腰部。

04 慢性腰肌劳损

　　慢性腰肌劳损或称腰背肌筋膜炎、功能性腰痛等。主要指腰背部肌肉、筋膜、韧带等软组织的慢性损伤，导致局部无菌性炎症，从而引起腰背部一侧或两侧的弥漫性疼痛，是慢性腰腿病中常见的疾病之一。多见于青壮年，有时外伤史不明显，常与职业和工作环境有一定关系。

治疗

　　治疗原则 舒筋通络，温经活血，解痉止痛。

　　操作方法

1. 患者俯卧位，按揉患者脊柱两侧肌肉。

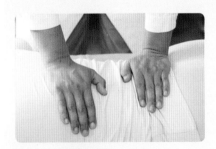

2. 点压腰椎两侧夹脊穴。

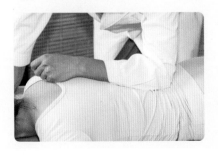

3. 点按腰背部背俞穴。

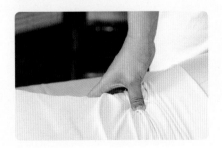

4. 前臂揉法及指拨法放松臀部上方肌肉。

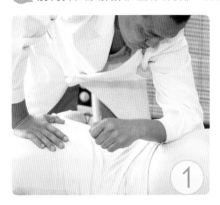 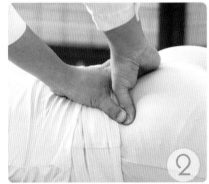

5. 双手交叠沿脊柱由上至下按压腰部。

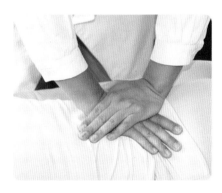

6. 斜扳腰部。

7. 掌擦法直擦腰背两侧膀胱经。

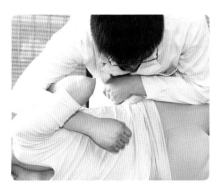 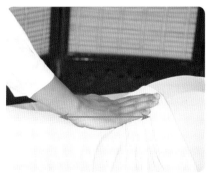

注意事项

（1）在日常生活和工作中，注意姿势，尽可能变换体位，勿过度疲劳。

（2）宜睡硬板床，同时配合牵引及其他治疗，如热敷、熏洗等。

（3）加强腰背肌肉锻炼，注意局部保暖，节制房事。

按语

慢性腰肌劳损是一种静力性损伤，主要由于腰肌疲劳过度造成。推拿治疗本病有较好疗效，但关键是要消除致病因素，即改变原来的腰部超负荷现象，才能达到满意的治疗效果。

05 第三腰椎横突综合征

第三腰椎横突综合征是指第三腰椎横突及周围软组织的急慢性损伤、劳损及感受风寒湿邪，致横突发生无菌性炎症、粘连、变性及增厚等，刺激腰脊神经而引起腰臀部疼痛的症候群。本病好发于青壮年体力劳动者，男性多于女性，是推拿临床常见的腰腿痛疾病之一。

治疗

治疗原则 舒筋通络，活血散瘀，消肿止痛。

操作方法

1. 按揉患者脊柱两侧肌肉，重点在第三腰椎局部。

2. 点按第三腰椎周围腰背部背俞穴。

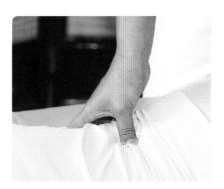

3. 弹拨第三腰椎局部结节、条索。

4. 掌擦法直擦腰背两侧膀胱经。

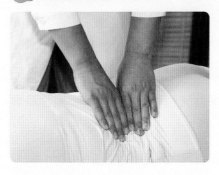

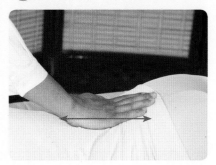

5. 前臂推法、揉法、滚法、拿法放松患侧下肢。

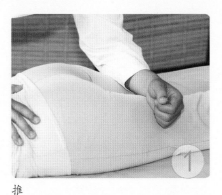

推

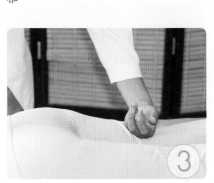

滚

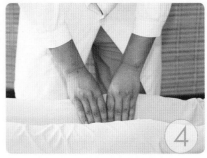

拿

6. 点按下肢后侧及外侧穴位。

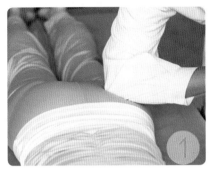

环跳：在臀外下部，当股骨大转子最凸点与骶管裂孔连线的外1/3处。

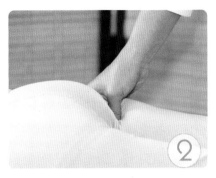

承扶：大腿后面，臀下横纹的中点。

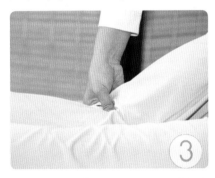

委中：腘横纹中点，当股二头肌腱与半腱肌肌腱的中间。

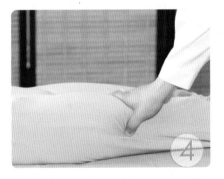

风市：大腿外侧部的中线上，当腘横纹上7寸，或直立垂手时，中指尖处。

注意事项

（1）腰部束宽皮带护腰并注意局部保暖。

（2）治疗期间，避免腰部过多地屈伸和旋转，防止过度劳累。

按语

该病病程较长，而且往往是病人一边治疗，一边仍旧从事原有的工作，所以治疗效果欠佳。为了提高疗效，应采取综合措施。

扫一扫，视频更精彩

06 / 腰椎间盘突出症

腰椎间盘突出症又称腰椎间盘纤维环破裂症，是临床常见的腰腿痛疾病之一，据统计其发病率约占门诊腰腿痛的15%。本病是由于腰椎间盘的退变与损伤，导致脊柱内外力学平衡失调，使椎间盘的髓核自破裂口突出，压迫腰骶脊神经根或马尾神经而引起腰腿痛的一种病症。本病好发于30~50岁的体力劳动者，男性多于女性。临床以腰4~5和腰5~骶1之间发病最多。

治疗

治疗原则 舒筋通络，活血化瘀，松解粘连，理筋整复。

操作方法

1. 患者俯卧位，按揉患者脊柱两侧肌肉。

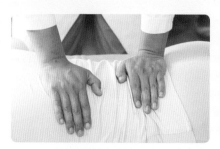

2. 用肘较长时间点压腰椎两侧夹脊穴。

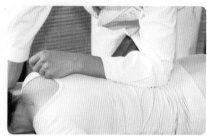

3. 前臂揉法及指拨法放松臀部上方肌肉。

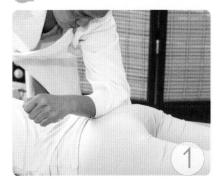 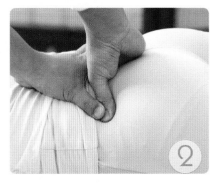

4. 双手沿脊柱由上至下按压腰部。

5. 前臂推法、揉法、滚法、拿法放松患侧下肢。

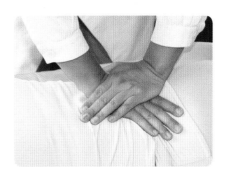 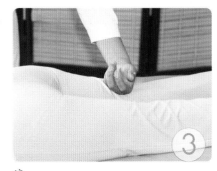

推

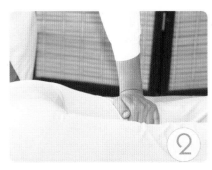

揉

滚

6. 点按下肢穴位。

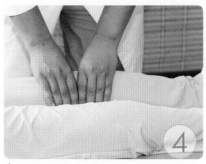

拿

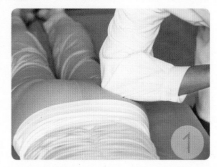

环跳：在臀外下部，当股骨大转子最凸点与骶管裂孔连线的外1/3处。

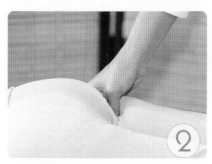

承扶：大腿后面，臀下横纹的中点。

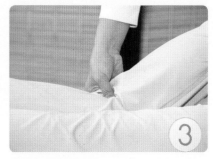

委中：腘横纹中点，当股二头肌腱与半腱肌肌腱的中间。

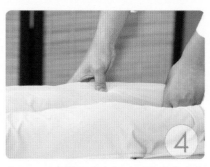

承山：腘窝横纹中点与外踝尖连线中点处。当伸直小腿或足跟上提时腓肠肌肌腹下出现尖角凹陷处。

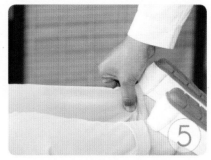

太溪：内踝尖与跟腱之间凹陷处。
昆仑：外踝尖与跟腱之间的凹陷处。

7. 由大腿根叩打至足踝。

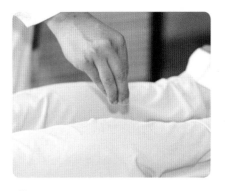

8. 一手按住腰部，另一手向上抬举患侧下肢。

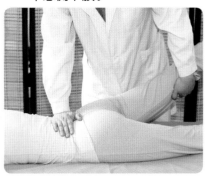

9. 斜扳腰部。

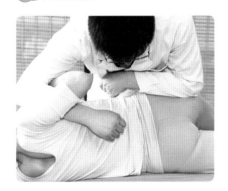

10. 仰卧摇腰。

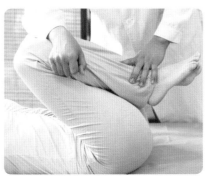

11. 仰卧抬举患侧下肢。

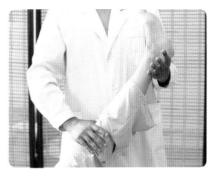

12. 仰卧摇髋关节及快速拉伸下肢。

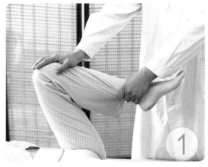

13. 俯卧位拍打腰部及下肢。

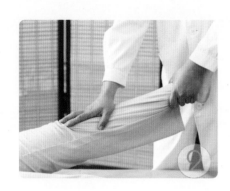
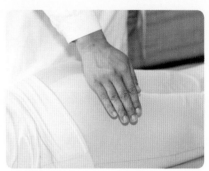

注意事项

（1）如患者神经炎性反应严重，疼痛不能忍受者，可酌情静滴消炎脱水药并行卧位腰椎牵引。

（2）推拿治疗后可能出现疼痛加重现象，应平卧硬板床休息1~2周。

（3）用宽腰围保护腰部，尽量避免弯腰动作，并注意保暖。

（4）病情好转后，适当进行腰背肌肉功能锻炼，促进康复。

（5）病程长，经多次推拿治疗无效，影响工作和休息者，可考虑综合治疗。

按语

腰椎间盘突出症大多会引起坐骨神经痛，故以前多诊断为坐骨神经痛，以后经临床观察，才认识到腰椎间盘突出和坐骨神经痛的因果关系，尝试手法治疗取得了较好的效果。推拿有两方面作用：一是通过手法挤压，迫使髓核回纳；二是通过手法改变髓核和神经根的相对位置，从而解除突出物对神经根的压迫和刺激。

扫一扫，视频更精彩

07 骶髂关节扭伤

骶髂关节扭伤是指外力造成骶髂骨关节及其韧带损伤，导致局部出现充血、水肿、粘连等无菌性炎症，且引起局部疼痛和功能障碍的病症。所谓的骶髂关节错缝和脱位乃本病的并发症。本病临床较为常见，好发于青壮年女性。若耽误治疗，可引起持久性下腰痛。

治疗

治疗原则 舒筋通络，活血散瘀，松解粘连，理筋整复。

操作方法

骶髂关节扭伤治疗手法

1. 患者俯卧位，按揉患者脊柱两侧肌肉。

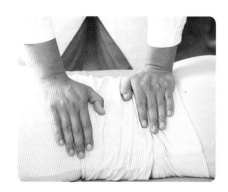

2. 点压腰椎两侧夹脊穴及骶骨背面八髎穴。

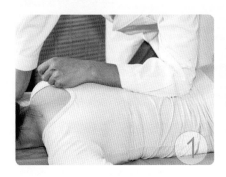

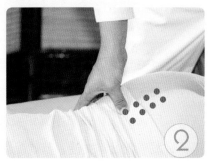

八髎：上髎、次髎、中髎、下髎的合称。位于一、二、三、四骶后孔中，左右共八穴。

3. 前臂揉法及指拨法放松臀部上方肌肉。

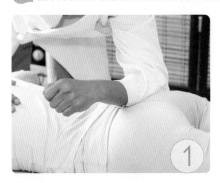

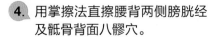

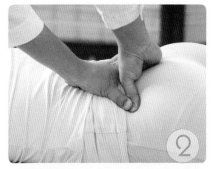

4. 用掌擦法直擦腰背两侧膀胱经及骶骨背面八髎穴。

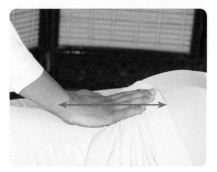

骶髂关节错位
或半脱位治疗
手法

1. 整复向前错位的方法：患者仰卧位，医者站于患者患侧，在髋膝关节屈曲至最大限度的同时，于屈髋位做快速伸髋伸膝和下肢拔伸动作，反复3~5次。

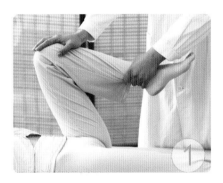
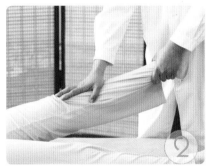

2. 整复向后半脱位的方法：患者取俯卧位，医者站于患者患侧，一手向下压住患侧骶髂部，一手托起患侧下肢并外展，两手对称用力，使患侧下肢后伸至最大限度，然后两手同时用力做相反方向的骤然扳动，此时，可听到复位关节的响声。

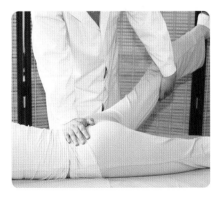

注意事项

（1）推拿治疗后，症状可立即缓解，但因骶髂关节韧带损伤需要修复过程，故在两周内不宜做下肢大幅度的活动。

（2）治疗期间，宜卧床休息，并注意保暖。

按语

推拿治疗骶髂关节扭伤效果较好，尤以急性期为佳。对早期患者，手法治疗可立竿见影，即刻复位。但对后期患者或病情延误时间较长者，则较难复位，因此，应早期诊断、早期治疗，方可达到事半功倍的效果。

（以上内容由于本性撰写）

扫一扫，视频更精彩

08 / 肩关节周围炎

　　肩关节周围炎是指肩关节及其周围的肌腱、韧带、腱鞘、滑囊等软组织的退行性病变和急慢性损伤，加之感受风寒湿邪致局部产生无菌性炎症，从而引起肩部的疼痛和功能障碍为主症的一种疾病。本病又名五十肩、冻结肩、漏肩风、肩痹。本病体力劳动者多见，女性略多于男性。推拿治疗肩周炎有较好的疗效。

治疗

　　治疗原则 对初期疼痛为主要症状者，疏通经络，活血止痛；对后期粘连患者松解粘连，滑利关节，促进关节功能的恢复。

　　操作方法

1. 坐位放松颈肩部肌肉。可滚按肩部肌肉，重点在肩前部、三角肌部及肩后部，同时配合患肢的被动外展、旋外和旋内活动。

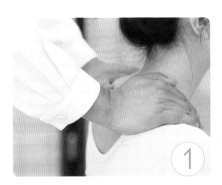

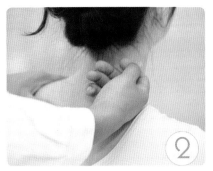

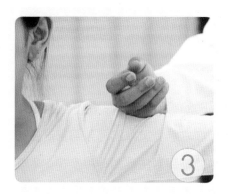

2. 点压肩井、秉风、天宗、肩内陵、肩贞、肩髃等穴，以酸胀为度，对
粘连部位或痛点施弹拨手法，以解痉止痛，剥离粘连。

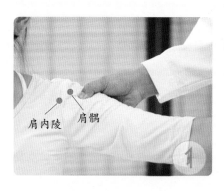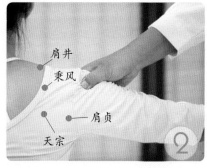

肩井：在肩上，当大椎穴与肩峰端连线的中点上。

秉风：在肩胛部，肩胛冈上窝中央，天宗直上，举臂有凹陷处。

天宗：在肩胛部，大致在肩胛骨的正中，冈下窝中央凹陷处，与第四胸椎相平。

肩内陵：肩关节内侧喙突处。垂臂，在肩前，腋前纹端与肩髃穴连线中点。

肩贞：在肩关节后下方，臂内收时，腋后纹头上1寸。

肩髃：肩峰端下缘，当肩峰与肱骨大结节之间，三角肌上部中央。臂外展，或向
前平伸时，肩部出现两个凹陷，肩峰前下方凹陷处即是。

3. 一手扶住患肩，另一手握住其腕部或托住肘部，以肩关节为轴心做环转摇动，幅度由小到大，反复操作。

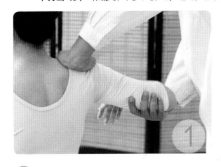 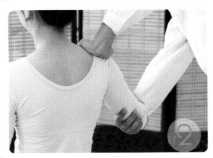

4. 扳动肩关节。

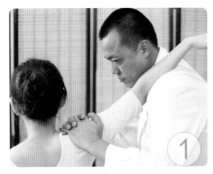

外展扳

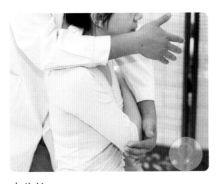

内收扳

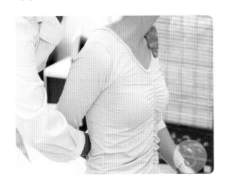

旋内扳

5. 拿捏肩部约2分钟，然后握住患者腕部，将患肢慢慢提起，牵拉提抖。

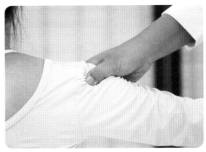

6. 用搓法从肩部搓到前臂，并牵抖患肢，结束治疗。

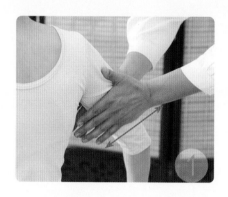 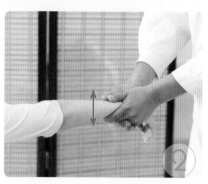

注意事项

（1）治疗前最好先拍X线片，以排除骨关节本身病变。

（2）手法要轻柔，不可用猛力，以免造成骨折、脱位等损伤。

（3）注意局部保暖，防止受凉，以免加重病情，影响治疗效果。

（4）一定要进行适当的肩部功能锻炼，并持之以恒、循序渐进。

按语

本病预后良好，一般功能均能恢复，且痊愈后很少复发，但有糖尿病史或结核病史的患者，治疗效果较差。

09 / 冈上肌肌腱炎

冈上肌肌腱炎系由局部外伤、劳损或感受风寒湿邪，使局部产生无菌性炎症，从而引起局部疼痛及活动受限的疾病。本病又名冈上肌腱综合征、外展综合征。好发于中年以上的体力劳动者、家庭妇女和运动员。

治疗

治疗原则 舒筋通络，活血止痛。

操作方法

1. 滚、拿放松肩部肌肉。重点在肩前部、三角肌部及肩后部，同时配合患肢的被动外展、旋外和旋内活动。

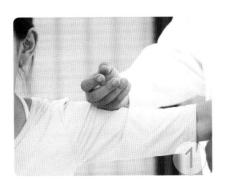
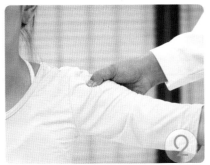

2. 点压肩髃、肩髎等穴，以酸胀
为度，然后用拇指弹拨痛点及
病变处，以达到解痉止痛、剥
离粘连的目的。

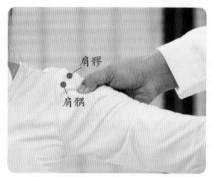

肩髃：肩峰端下缘，当肩峰与肱骨大结节之间，三角肌上部中央。臂外展，或向
前平伸时，肩部出现两个凹陷，肩峰前下方凹陷处即是。

肩髎：在肩部，肩髃后方，当臂外展时，于肩峰后下方呈现凹陷处。

3. 用搓法从肩部搓到前臂，并牵抖患肢，结束治疗。

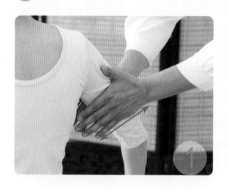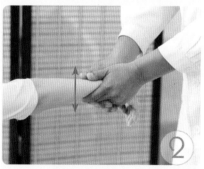

注意事项

（1）急性损伤，手法宜柔和舒适，适当限制肩部活动。

（2）慢性损伤，手法宜深透，同时适当配合肩部功能锻炼。

（3）无论急性还是慢性损伤，在运用弹拨手法时，刺激都要柔
和，不宜过分剧烈，以免加重损伤。

（4）注意局部保暖，并配合局部湿热敷。

按语

急性损伤而引起本病者，不能完全排除冈上肌肌腱的不完全断裂。因此，在治疗时，除上述处理方法外，治疗后可用三角巾悬吊患侧上肢。对已明确为部分肌腱纤维断裂者，可做肩外展90°、前屈30°、外旋30°～40°位的固定，使肱骨大结节凑近断裂的冈上肌肌腱近端，一般固定6～8周。

扫一扫，视频更精彩

10 肱二头肌长头腱鞘炎

　　肱二头肌长头腱鞘炎是因肩臂急性或慢性损伤、退变及感受风寒湿邪等，致局部发生炎症、粘连、增厚等病理改变，引起局部疼痛和功能障碍的一种病症。本病是临床常见疾病之一，推拿治疗该病有较好的效果。

治疗

治疗原则 急性损伤者，宜活血化瘀，消肿止痛；慢性劳损者，宜理筋通络，松解粘连。

操作方法

1. 滚、拿放松肩部肌肉。重点在肩前部、三角肌部，同时配合患肢的被动外展、旋外和旋内活动。

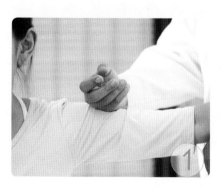
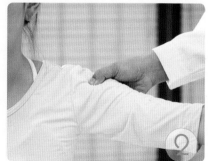

2. 点压、弹拨肩前部、肘窝部，以酸胀为度。

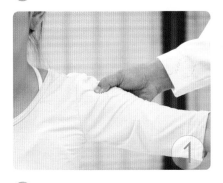 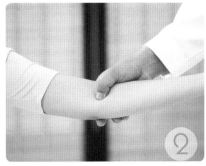

3. 一手扶住患肩，另一手握住其腕部或托住肘部，以肩关节为轴心做环转摇动，幅度由小到大，反复操作。

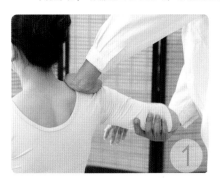 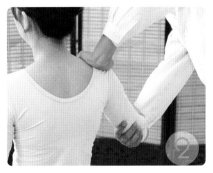

4. 用搓法从肩部搓到前臂，并牵抖患肢，结束治疗。

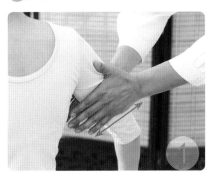 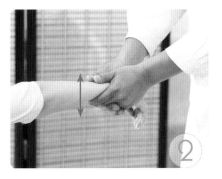

注意事项

（1）疼痛较剧者，施手法时应轻柔，治疗后应减少肩部活动，尤不宜做外展、外旋活动。

（2）局部注意保暖，勿受风寒刺激，以免加重病情。

（3）症状减轻或消失后，可做适当的肩部功能锻炼，使功能逐渐恢复，如摇肩、晃肩及摆肩等。活动幅度及运动量要循序渐进。

按语

对因肩关节脱位、肱骨外科颈骨折等引起本病者，应先行复位，整复骨折，待骨痂形成后，方可进行推拿治疗。在推拿治疗中，切忌发生新的损伤。陈旧性损伤所致本病者，往往可同时发生肩关节粘连，治疗中应两者兼顾。

肱骨外上髁炎

　　肱骨外上髁炎指因急慢性损伤而致的肱骨外上髁周围软组织的无菌性炎症，以肘关节外侧疼痛、旋前功能受限为主要临床表现。因网球运动员好发，故又名网球肘。本病名称尚有肱桡关节滑囊炎、桡侧伸腕肌起点损伤、前臂伸肌总腱炎、肘关节劳损、桡侧伸腕肌与环状韧带纤维组织炎等。

治疗

治疗原则 舒筋活血，通络止痛，理筋整复。

操作方法

1. 用轻柔的滚法、拿法在肘部沿前臂背侧治疗，以舒筋通络。

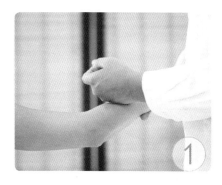

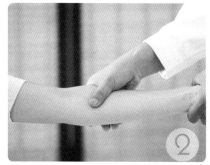

2. 用拇指点揉曲池、手三里、尺泽等穴，以局部酸胀为度。

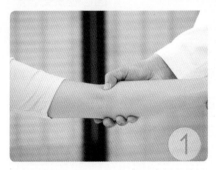

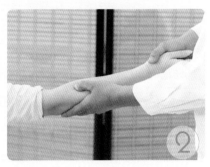

曲池：屈肘呈90°，肘横纹外侧端和肱骨外上髁连线中点处。

手三里：在前臂背面桡侧，当阳溪与曲池连线上，肘横纹下2寸。

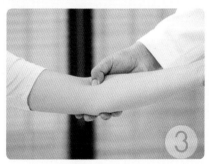

3. 一手弹拨桡骨头前外缘，另一手握住腕部来回旋转。

尺泽：屈肘90°，肘横纹外侧摸到肌腱，肌腱桡侧就是。

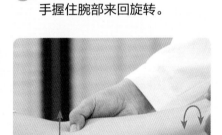

4. 一手按住痛处，另一手握住腕部，屈伸肘关节。

5. 擦法放松前臂桡侧。

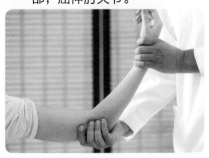

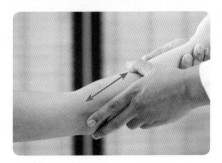

6. 滚法、拿法放松前臂背侧，以舒筋通络。用搓法从肩部搓到前臂，并牵抖患肢，结束治疗。

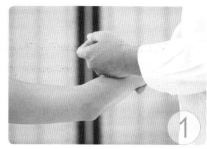
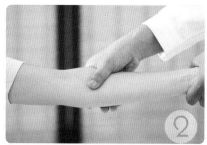
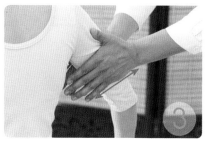
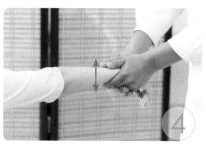

注意事项

（1）急性损伤者，推拿力度不宜过强，以免产生新的损伤。

（2）从事腕力劳动较多的病人，可根据情况改变原有的姿势，有助于本病的康复。

（3）患者坚持自我推拿和功能锻炼，对本病的康复有益。

（4）局部应注意保暖。

按语

有人提出相关周围神经通道的病变与肱骨外上髁炎的发生有密切关系，临床上对这些相关周围神经通道病变与肱骨外上髁炎同时进行治疗，消除致通道狭窄病变的缺血痉挛、炎症水肿、粘连等因素，可使肱骨外上髁炎反复发作减少，比单纯治疗更有效。

扫一扫，视频更精彩

桡骨茎突部狭窄性腱鞘炎是因拇长展肌腱与拇短伸肌腱的腱鞘发炎，肌腱肿胀受压，腱鞘内张力增加，在腱鞘部位即桡骨茎突处产生肿胀疼痛的疾病。狭窄性腱鞘炎在指、趾、腕、踝等部均可发生，但以桡骨茎突部最多见。是中青年的易发病，多发于经常用腕部的劳动者，如瓦工、木工、家庭妇女等，女性多于男性，属于职业性劳损范围。

治疗

治疗原则 舒筋活血，松解粘连。

操作方法

1. 用轻柔的滚法、拿法从肘部沿前臂背侧治疗，以舒筋通络。

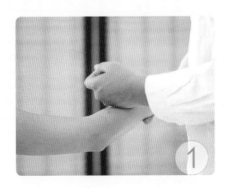

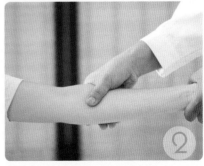

2. 点按手三里、偏历、阳溪、列缺、合谷等穴。

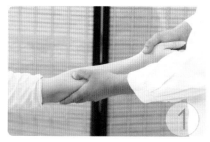

手三里：在前臂背面桡侧，当阳溪与曲池连线上，肘横纹下2寸。

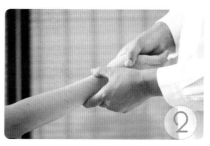

偏历：屈肘，在前臂背面桡侧，当阳溪与曲池连线上，腕横纹上3寸。

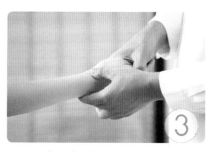

阳溪：在腕背横纹桡侧，手拇指上跷时，当拇短伸肌腱与拇长伸肌腱之间的凹陷中。

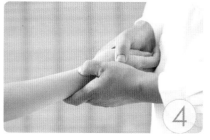

列缺：两手虎口相交，一手食指压另一手突起的骨头上，食指尖凹陷处就是。

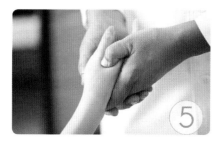

合谷：手背虎口处，于第一掌骨与第二掌骨间凹陷中。

3. 用拇指重点揉按桡骨茎突部及其上下方。

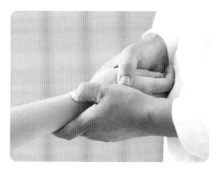

4. 在拇指侧腕部，用轻快柔和的弹拨法，上下往返治疗4～5次，重点在桡骨茎突部。

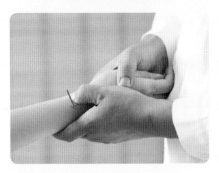

5. 一手握住患腕，另一手握其拇指进行拔伸，并使患腕掌屈、背伸，同时缓缓旋腕。

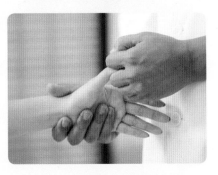

6. 握住手指，使手掌向小指侧偏。

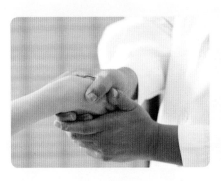

7. 以桡骨茎突为中心用擦法，擦时可配合药物，以透热为度。并可配合热敷及外敷膏药。

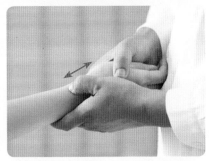

注意事项

（1）治疗时刺激量不宜过大，以防因此而产生不良反应和后果。

（2）避免腕关节的过度活动，不要用冷水洗东西。

（3）嘱患者进行功能锻炼，经常做拇指的外展、背伸活动，可防止肌腱和腱鞘粘连。

13 / 腕关节扭伤

因间接暴力而造成腕关节周围韧带、肌肉、关节囊等软组织受到过度牵拉而发生的损伤称为腕关节扭伤，包括撕裂、出血、肌腱脱位，严重者可合并小片撕脱性骨折。这种损伤可发生于任何年龄。

腕关节可做屈、伸、内收、外展和环转运动。由于其活动范围大，而且活动频繁，极易发生扭伤，常合并骨折，所以腕部急性损伤必须排除腕骨骨折和桡骨尺骨下端骨折等。

治疗

治疗原则 舒筋通络，活血祛瘀。

操作方法 因损伤部位和时间不同，在手法的具体运用上也有不同。

急性损伤手法

由于疼痛和肿胀较为明显，手法操作时宜轻柔。

1. 在伤处附近选用相应经络上的适当穴位，如尺侧掌面，可选手少阴经的通里、神门，及手厥阴心包经的大陵等穴；桡侧背面，可选手阳明经的合谷、阳溪等穴；桡侧掌面，可选手太阴肺经的列缺、太渊等穴。其他部位同上选法，选好穴位后用点按法使之得气，约1分钟，以疏通经气，促使经络气血畅通。

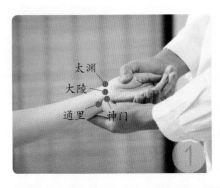
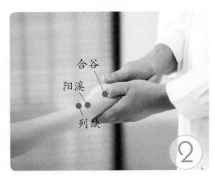

通里：在前臂掌侧，当尺侧腕屈肌腱的桡侧缘，腕横纹上1寸。

神门：手掌小指侧远端横纹处，肌腱外侧。

大陵：腕横纹上，两条肌腱之间。

合谷：手背虎口处，于第一掌骨与第二掌骨间凹陷中。

阳溪：在腕背横纹桡侧，手拇指上跷起时，当拇短伸肌腱与拇长伸肌腱之间的凹陷中。

列缺：两手虎口相交，一手食指压另一手突起的骨头上，食指尖凹陷处就是。

太渊：掌心向上，掌侧腕横纹桡侧摸到动脉，动脉外侧就是。

2. 揉、滚伤处周围，同时配合拿法，并沿肌肉组织做垂直方向的轻柔弹拨。

3. 摇腕关节。在拔伸的情况下，被动地使腕做绕环、背伸、掌屈、侧偏等动作，以恢复正常的活动功能。

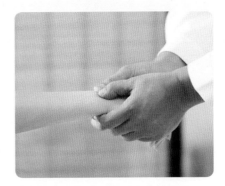

4. 最后用擦法及搓法治疗，以透热为度。对肿胀明显者，可在术后用中药外敷。

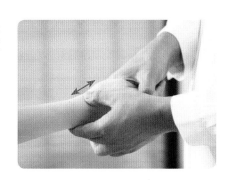

急性损伤后期
和慢性劳损手法

　　由于疼痛和肿胀较轻，运用以上手法时，要相应加重，活动幅度逐渐加大，以解除挛缩，松解粘连，改善关节活动度。手法操作要注意力度，以防再次损伤。

注意事项

　　（1）急性损伤后，经检查不伴有骨折、脱位、肌腱断裂，但局部肿胀明显，皮下出血严重者，一般在损伤后的24～36小时内不做推拿治疗，应及时给予冷敷或加压包扎为宜。

　　（2）局部保暖，避免寒冷刺激及腕部过度用力。

　　（3）治疗期间可用护腕保护。

　　（4）嘱患者进行功能锻炼，在疼痛减轻后练习，如五指屈伸运动。先将五指伸展张开，然后用力握拳。

按语

腕部推拿治疗，对骨折愈合、关节脱位复位后的功能恢复，以及肌腱、韧带断裂修复后等所造成的后遗症状也是十分有益的。

扭伤要及时治疗，若损伤严重，治疗失误，可引起创伤性关节炎、月骨无菌性坏死及腕关节粘连，影响腕关节功能的恢复。

对非急性损伤者，可让患者进行自我保健推拿，以健侧的拇指指腹按揉或拇指、食指指腹夹住受伤的肌腱、韧带、关节，揉动该处3～5分钟。接着擦热患部，每天数次。

扫一扫，视频更精彩

14／梨状肌综合征

梨状肌综合征是由于间接外力使梨状肌受到牵拉而造成撕裂，引起局部充血、水肿、痉挛，刺激或压迫坐骨神经，产生向下肢后外侧放射的局部疼痛和功能障碍等一系列问题的综合征，又称梨状肌损伤、梨状肌孔狭窄综合征。本病为推拿临床常见疾病之一。

治疗

治疗原则 舒筋通络，活血散瘀，解痉止痛。

操作方法

1. 用柔和而深沉的滚、掌面按揉等手法施术于臀部及大腿后侧。

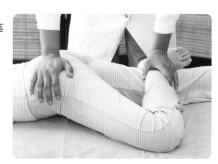

2. 点按环跳、承扶、委中、承山、阳陵泉穴各2分钟，以酸胀为度；用两拇指重叠弹拨痉挛的梨状肌肌腹。

环跳：在臀外下部，当股骨大转子最凸点与骶管裂孔连线的外1/3处。

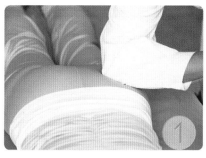

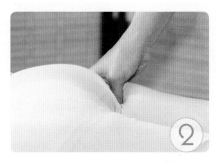

承扶：大腿后面，臀下横纹的中点。

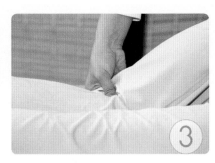

委中：腘横纹中点，当股二头肌腱与半腱肌肌腱的中间。

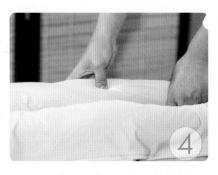

承山：腘窝横纹中点与外踝尖连线中点处。当伸直小腿或足跟上提时腓肠肌肌腹下出现尖角凹陷处。

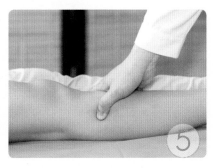

阳陵泉：小腿外侧，腓骨头前下方凹陷处。

3. 患者仰卧位，摇动髋关节。

4. 以前臂推法作用于臀部。

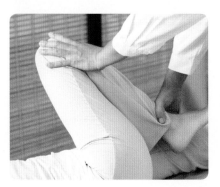

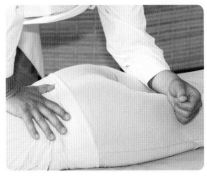

注意事项

（1）梨状肌位置较深，治疗时不可因位置深而用暴力，避免造成新的损伤。

（2）急性损伤期，应卧床休息1~2周，以利损伤组织的修复。

（3）注意局部保暖，免受风寒刺激。

按语

推拿治疗梨状肌综合征的主要作用是舒筋通络、活血散瘀，关键是缓解梨状肌痉挛，解除对神经、血管的压迫。同时通过局部手法以加速血液循环，促进新陈代谢，消除局部无菌性炎症，改善局部组织的营养供应，有利于损伤组织的修复。因此，临床上用按揉法和弹拨法以缓解肌肉痉挛，用滚法、擦法以加速血液循环，消除无菌性炎症。只要辨证准确，一般能取得较好的疗效。

扫一扫，视频更精彩

15 / 踝关节扭伤

踝关节扭伤是临床上常见的一种损伤，包括踝部韧带、肌腱、关节囊等软组织的损伤，但主要是指韧带的损伤。任何年龄均可发生本病，尤以青壮年更多见。

治疗

治疗原则 急性期宜活血化瘀，消肿止痛；慢性期宜理筋通络，滑利关节。

操作方法

踝关节外侧韧带扭伤手法

1. 点揉外踝痛点附近穴位。

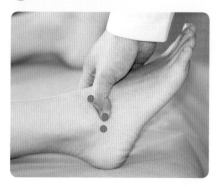

2. 双手相对拿住患足，两手拇指按住外侧伤处，环转摇晃踝关节后，用力将足内翻位拔伸，然后将足外翻，拇指在伤处进行戳按。

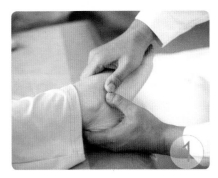

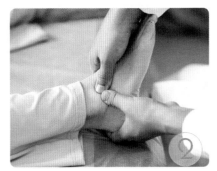

内翻拔伸

外翻戳按

3. 摇动踝关节。

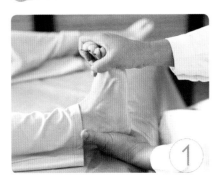

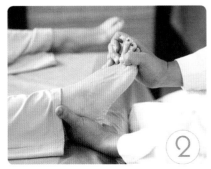

踝关节内侧
韧带损伤手法

操作顺序与踝关节外侧韧带扭伤相同，部位在踝内侧。

注意事项

（1）踝关节韧带损伤轻者可用绷带或胶布将踝关节固定于韧带松弛位。即外侧副韧带损伤将足外翻位固定，内侧副韧带损伤将足内翻位固定。韧带撕裂严重者，也可用石膏托按上述方法固定。约3周左右拆除外固定即可。

（2）外固定期间，应练习足趾的屈伸活动和小腿肌肉收缩活动。拆除外固定后，要逐渐练习踝关节的内、外翻及跖屈、背伸活动，以预防粘连，恢复踝关节的功能。

（3）注意踝部保暖，避免重复扭伤。

按语

踝关节扭伤多有外伤史，因此在治疗前应排除骨折、脱位以及韧带断裂，同时还要观察局部肿胀是否严重，若有上述情况则应暂不做手法治疗，应等肿胀消退或骨折脱位痊愈后方可采用手法治疗。

扫一扫，视频更精彩

16 / 中 风

中风病临床以突然昏仆、半身不遂、口眼㖞斜、言语謇涩或失语、偏身麻木为主症。依据脑髓神经功能受损程度的不同，有中经络、中脏腑之分，临床表现也不同。本病多见于中老年人，大多数有高血压病史。四季皆可发病，但以冬春两季最为多见。

推拿疗法主要用于中风恢复期和后遗症期，包括偏瘫、肢体瘫痪、口眼㖞斜、语言障碍、吞咽困难，并可伴有颜面麻木，手足麻木、沉重，手指震颤、疼痛等症。

治疗

治疗原则 推拿治疗中风，主要适用于中经络和中风后遗症。以疏通经脉，调和气血，促进功能的恢复为原则。中脏腑的病人应综合抢救治疗。

基本治法

头面部操作手法

1. 患者仰卧位，点揉、推抹印堂至神庭。

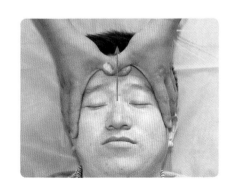

2. 依次按压印堂至睛明、阳白、鱼腰、太阳、四白、迎香、下关、颊车、地仓、人中等穴，往返1~2遍。然后按百会穴1分钟，并从百会穴横行推到侧头部，往返数次，强度要大，以微有胀痛感为宜。揉风池穴1分钟。同时用掌根轻揉痉挛一侧的面颊部。

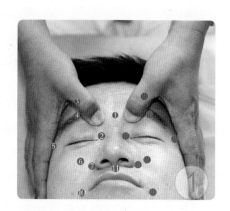

①印堂：两眉头连线中点。

②睛明：在面部，目内眦角稍上方凹陷处。

③阳白：在前额部，当瞳孔直上，眉上1寸。

④鱼腰：瞳孔直上，眉毛中。

⑤太阳：眉梢与目外眦连线中点向外一横指。

⑥四白：面部，瞳孔直下，当眶下孔凹陷处。

⑦迎香：在鼻翼外缘中点旁，鼻唇沟中。

⑧下关：面部耳前方，当颧弓与下颌切迹所形成的凹陷中，张口时隆起。

⑨颊车：面颊部，下颌角前上方一横指处，咀嚼时咬肌隆起处。

⑩地仓：面部，口角外侧，上直对瞳孔。

⑪人中：人中沟上1/3处。

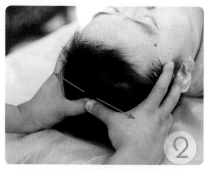

百会：头顶，两耳尖连线中点。

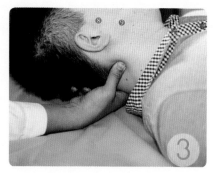

风池：枕骨下，与风府相平，胸锁乳突肌与斜方肌上端之间的凹陷处。

上肢部操作手法

如果患者不能坐位，可仰卧或侧卧位操作。

1. 放松颈肩部肌肉。

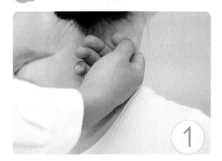
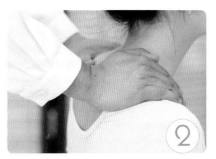
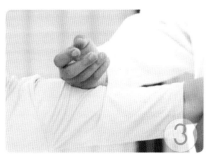
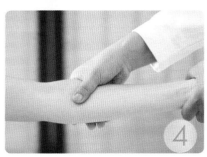

2. 点压肩髃、臂臑、曲池、手三里等上肢诸穴。

肩髃：肩峰端下缘，当肩峰与肱骨大结节之间，三角肌上部中央。臂外展，或向前平伸时，肩部出现两个凹陷，肩峰前下方凹陷处即是。

臂臑：在臂外侧，三角肌止点处，当曲池与肩髃连线上，曲池上7寸。

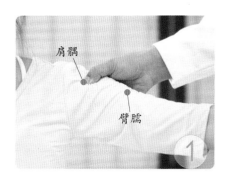

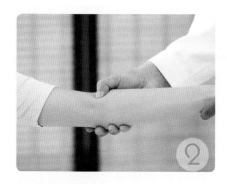

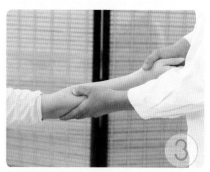

曲池：屈肘呈90°，肘横纹外侧端和肱骨外上髁连线中点处。

手三里：在前臂背面桡侧，当阳溪与曲池连线上，肘横纹下2寸。

3. 摇动肩关节。

4. 用搓法从肩部搓到前臂，并牵抖患肢。

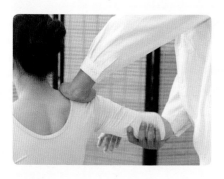

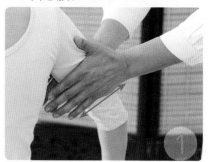

5. 捻、拔伸每个手指。

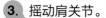

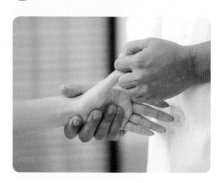

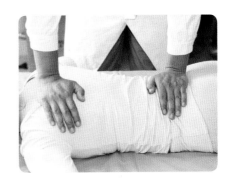

腰背部及下肢操作手法

1. 按揉后背。

2. 由上向下点压夹脊（背正中线左右0.5寸）、按揉背俞穴（背正中线左右1.5寸）。

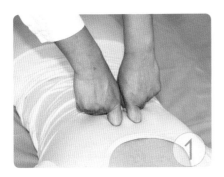
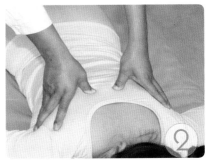

3. 按揉、拍打下肢。点按下肢穴位，环跳、承扶、委中、承山、太溪、昆仑等。

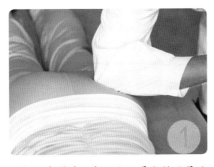
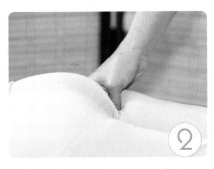

环跳：在臀外下部，当股骨大转子最凸点与骶管裂孔连线的外1/3处。

承扶：大腿后面，臀下横纹的中点。

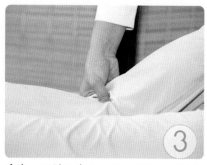

委中：腘横纹中点，当股二头肌腱与半腱肌肌腱的中间。

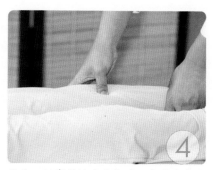

承山：腘窝横纹中点与外踝尖连线中点处。当伸直小腿或足跟上提时腓肠肌肌腹下出现尖角凹陷处。

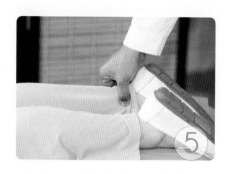

太溪：内踝尖与跟腱之间凹陷处。
昆仑：外踝尖与跟腱之间凹陷处。

4. 滚揉拿下肢前侧。

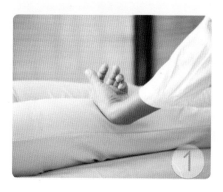

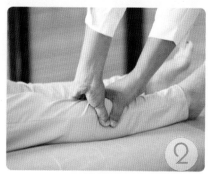

5. 点按下肢前侧穴位，血海、阳陵泉、阴陵泉、三阴交、太溪等。

血海：屈膝，手掌五指向上握住膝盖，拇指与其他四指呈45°，拇指指尖处就是。

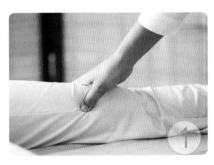

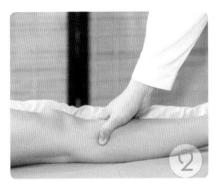

阳陵泉：小腿外侧，腓骨头前下方凹陷处。

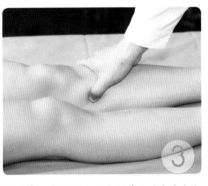

阴陵泉：拇指沿小腿内侧骨头的内缘向上推，直到遇到阻挡，骨头下凹陷处就是。

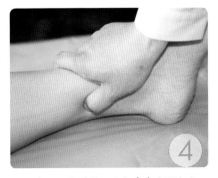

三阴交：四指并拢，小指靠在内踝尖上，食指上缘平行线与胫骨后缘交点就是。

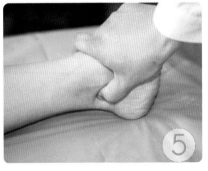

太溪：内踝尖与跟腱之间凹陷处。

6. 摇髋关节，抖动下肢。

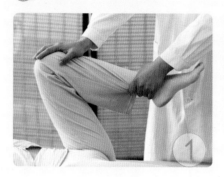 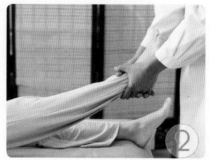

按语

　　由于本病病程的长短与康复有直接关系，所以尽早对本病进行治疗是十分重要的。一般认为，在中风后，病情基本稳定便可接受推拿治疗。本病的治疗应以"治痿独取阳明"为指导，重点在手、足阳明经，其次是膀胱经。

　　病程在半年以内以活血化瘀为先，半年以上则以补益气血为重，以期扶正固本，强筋健骨。治疗的同时应加强患者肢体关节的被动活动。若病程在1年以上，则推拿效果较差。本病治疗时间较长，在治疗过程中应视病情的变化而改变手法的刺激量、操作时间和重点部位等。患者应保持情绪安定，生活要有规律，忌烟、酒、辛辣等刺激性食物和脂肪过多的食品，保持身体清洁，加强褥疮的护理与防治。可适当配合中药、针灸、理疗、药膳等康复手段。恢复期间，要进行全身性锻炼与简单的活动，加强患侧肢体的功能锻炼，如滚健身球、握健身圈、拉滑轮、体后拉肩、大小云手、蹬空增力、搓滚舒筋等，但不可过量，更不可过度疲劳。

17 / 头 痛

头痛是临床常见的症状之一，可单独出现，也可兼见于各种急慢性疾病中，本节所述的头痛系指外感或内伤杂病引起，以头痛为主要症状者。

推拿治疗头痛，必须首先排除脑水肿、脑血管疾病急性期、颅内占位性病变、脑挫裂伤、外伤性颅内血肿等颅内器质性疾病，明确诊断后施以手法治疗。对于外感或内伤引起头痛者，一般均能缓解，尤以偏头痛、肌收缩性头痛、感冒头痛、高血压头痛疗效显著。

治疗

治疗原则 疏经通络，行气活血，镇静止痛。

基本治法

头面部操作手法

1. 患者坐位或俯卧位。医者先用按法从印堂穴开始向上沿发际按至头维、太阳穴，往返5~6遍。

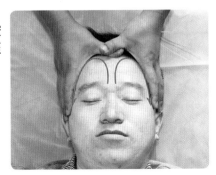

2. 用拇指分推法从印堂穴开始经鱼腰、太阳推至耳前，反复3～5遍。

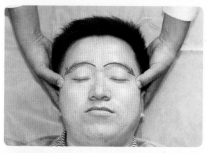

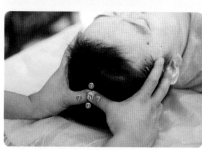

3. 按揉印堂、攒竹、鱼腰、阳白、太阳、百会、四神聪，每穴约1分钟。

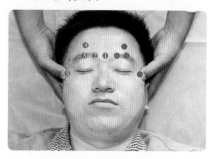

①印堂：两眉头连线中点。

②攒竹：眉头凹陷中。

③鱼腰：瞳孔直上，眉毛中。

④阳白：在前额部，当瞳孔直上，眉上1寸。

⑤太阳：眉梢与目外眦连线中点向外一横指。

⑥百会：头顶，两耳尖连线中点。

⑦四神聪：百会前、后、左、右各开1寸处。

4. 用指尖从前额部向后颈部反复叩击1～2分钟。

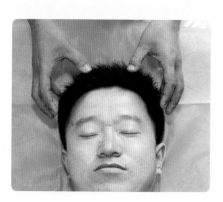

5. 用五指从前额发际处拿至风池穴处，反复操作3分钟左右。

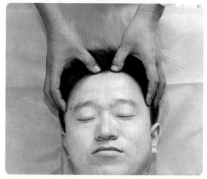

6. 用梳法从前额发际梳至后颈发际处，反复操作约1分钟。

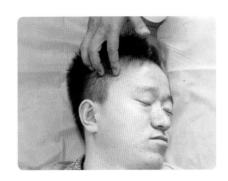

颈肩部操作手法

拿后颈部3分钟左右，用一指禅推法沿颈部两侧膀胱经、督脉上下往返治疗3分钟左右。用拿法拿风池穴、肩井穴各约1分钟。

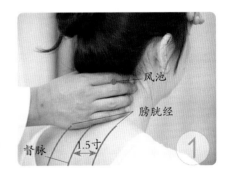

风池：枕骨下，与风府相平，胸锁乳突肌与斜方肌上端之间的凹陷处。

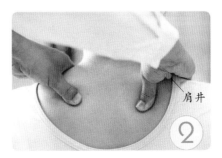

肩井：在肩上，当大椎穴与肩峰端连线的中点上。

辨证加减

风寒头痛手法

1. 用滚法在项背部施术，约3分钟。

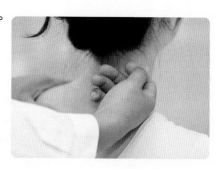

2. 按揉肺俞、风门，各2分钟。

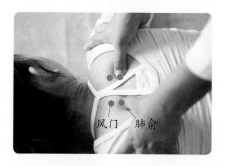

肺俞：背部，第三胸椎棘突下，旁开
1.5寸。
风门：背部，第二胸椎棘突下，旁开
1.5寸。

风门　肺俞

3. 直擦背部两侧膀胱经，以透热
为度。

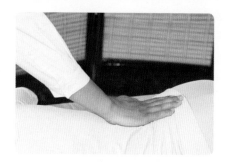

风热头痛手法

1. 指按揉大椎、肺俞、风门，每
穴约1分钟。

大椎：低头，后脖颈最高一块骨头下凹
陷处。

肺俞：背部，第三胸椎棘突下，旁开
1.5寸。

风门：背部，第二胸椎棘突下，旁开
1.5寸。

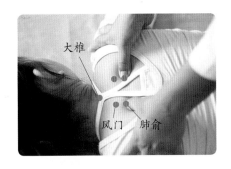

2. 拿曲池、合谷，每穴约1分钟。

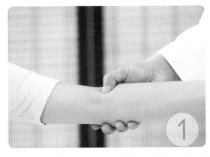
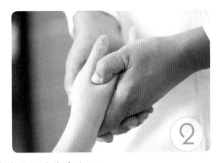

曲池：屈肘呈90°，肘横纹外侧端和肱骨外上髁连线中点处。
合谷：手背虎口处，于第一掌骨与第二掌骨间凹陷中。

3. 用拍法拍击背部两侧膀胱经，
以皮肤微红为度。

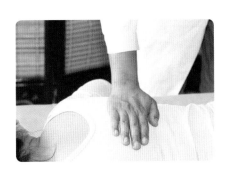

风湿头痛手法

1. 指按揉合谷、大椎，每穴约1分钟。提捏印堂及项部皮肤，以皮肤微红为度。

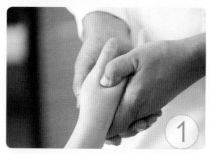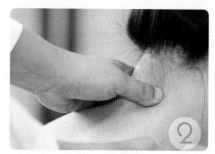

合谷：手背虎口处，于第一掌骨与第二掌骨间凹陷中。

大椎：低头，后脖颈最高一块骨头下凹陷处。

2. 用拍法拍击背部两侧膀胱经，以皮肤微红为度。

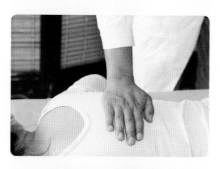

肝阳头痛手法

1. 指按揉肝俞、太冲、行间、阳陵泉，每穴约1分钟。

肝俞：背部，第九胸椎棘突下，旁开1.5寸。

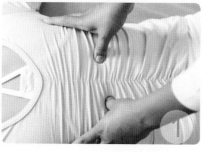

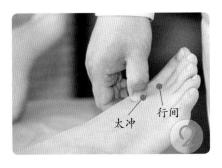

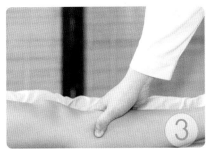

太冲：足背第一、第二脚趾间向上推，感觉一凹陷处就是。

行间：足背侧，当第一、第二趾间，趾蹼缘的后方赤白肉际处。

阳陵泉：小腿外侧，腓骨头前下方凹陷处。

2. 自上而下推桥弓，每侧各推30次。

3. 用手指扫头两侧胆经循行部位，左右各操作20次。

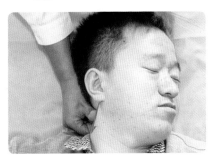

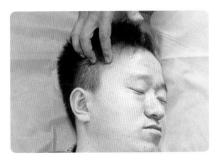

桥弓：位于脖子两侧的大筋上，侧头时明显。

血虚头痛手法

1. 指按揉中脘、气海、关元、足三里、三阴交，每穴约1分钟。

中脘：在上腹部，前正中线上，当脐中上4寸，脐与胸骨剑突连线中点。

气海：在下腹部正中线上，当脐下1.5寸处。

关元：在下腹部，前正中线上，当脐中下3寸。

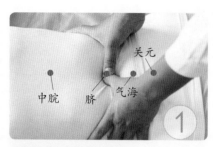

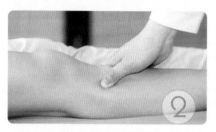

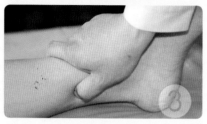

足三里：外膝眼下3寸、向外1寸处。可沿胫骨向上摸，至有突出的斜面骨头阻挡为止，旁边1寸就是此穴。

2. 掌摩腹部5分钟左右。

三阴交：四指并拢，小指靠在内踝尖上，食指上缘平行线与胫骨后缘交点就是。

3. 直擦背部督脉，以透热为度。

痰浊头痛手法

1. 揉中脘穴、天枢穴，每穴约2分钟。

2. 用掌摩法摩腹部5分钟左右。

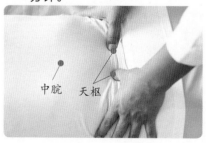

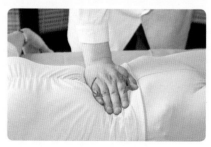

中脘：在上腹部，前正中线上，当脐中上4寸，脐与胸骨剑突连线中点。

天枢：人体中腹部，肚脐两侧2寸处。

3. 指按揉脾俞、胃俞、大肠俞、
足三里、丰隆，每穴约1分钟。

脾俞：背部，第十一胸椎棘突下，旁开
1.5寸。

胃俞：背部，第十二胸椎棘突下，旁开
1.5寸。

大肠俞：腰部，第四腰椎棘突下，旁开
1.5寸。

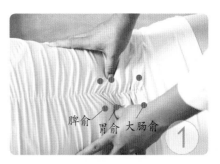

脾俞 胃俞 大肠俞

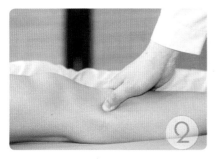

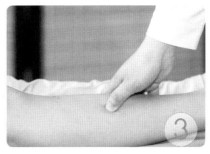

足三里：外膝眼下3寸、向外1寸处。可
沿胫骨向上摸，至有突出的斜面骨头阻
挡为止，旁边1寸就是此穴。

丰隆：小腿外侧，外踝尖上8寸。

肾虚头痛手法

1. 指按揉肾俞、命门、腰阳关、
气海、关元、太溪，每穴1~2
分钟。

肾俞：腰部，第二腰椎棘突下，旁开
1.5寸。

命门：腰部，后正中线上，第二腰椎棘
突下凹陷中。

腰阳关：腰部，后正中线上，第四腰椎
棘突下凹陷中。

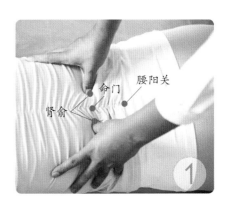

命门 腰阳关

肾俞

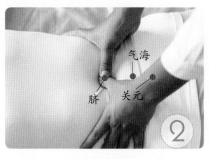
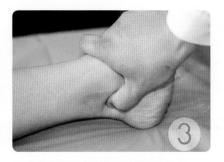

气海：在下腹部正中线上，当脐下1.5寸处。

关元：在下腹部，前正中线上，当脐中下3寸。

太溪：内踝尖与跟腱之间凹陷处。

2. 直擦背部督脉，横擦腰骶部，均以透热为度。

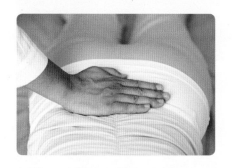

按语

患者要适当参加体育锻炼，增强体质，并注意平时保暖，以抵御外邪侵袭；保持心情舒畅，避免不良情绪刺激；饮食宜清淡，勿进肥甘之品，戒烟、酒。对头痛剧烈，或进行性加剧，同时伴有恶心、呕吐者，应考虑其他病变，须进一步检查。

18 / 眩 晕

　　眩晕为目眩、头晕之意，如坐车船、旋转不定，二者常同时并见，故统称眩晕。轻者闭目即止，重者可伴有恶心、呕吐、汗出，甚则昏倒等症状。

　　本病在现代医学中，包括内耳性眩晕、脑动脉硬化、高血压、颈椎病、贫血、神经衰弱、脑震荡后遗症以及某些脑部疾患等。

治疗

治疗原则 虚补实泻，调整阴阳。

操作方法

头面部操作手法

1. 患者坐位或仰卧位。医者先用按法从印堂穴开始向上沿发际按至头维、太阳穴，往返5~6遍。

2. 再用拇指分推法从印堂穴开始经鱼腰、太阳推至耳前，反复分推3~5遍。

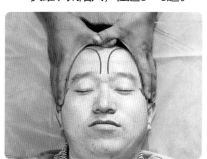

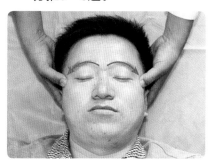

3. 按揉印堂、攒竹、鱼腰、阳白、太阳、百会、四神聪，每穴约1分钟。

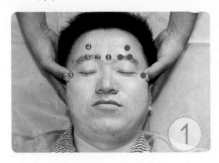

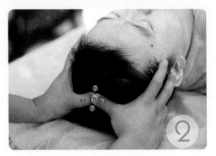

①印堂：两眉头连线中点。

②攒竹：眉头凹陷中。

③鱼腰：瞳孔直上，眉毛中。

④阳白：在前额部，当瞳孔直上，眉上1寸。

⑤太阳：眉梢与目外眦连线中点向外一横指。

⑥百会：头顶，两耳尖连线中点。

⑦四神聪：百会前、后、左、右各开1寸处。

4. 用指尖从前额部向后颈部反复叩击1～2分钟。用五指拿法从前额发际处拿至风池穴处，反复操作3分钟左右。

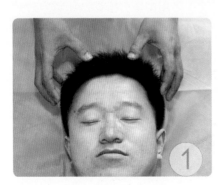

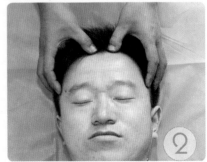

颈肩部操作手法

拿颈部3分钟左右。用一指禅推法沿颈部两侧膀胱经（背正中线旁1.5寸）、督脉（背正中线）上下往返治疗3分钟左右。用拿法拿风池穴约1分钟。

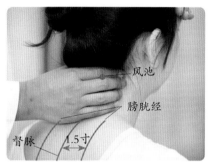

风池：枕骨下，与风府相平，胸锁乳突肌与斜方肌上端之间的凹陷处。

腰背部操作手法

横擦背部，以透热为度。直推背部膀胱经5～10遍。

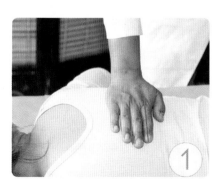

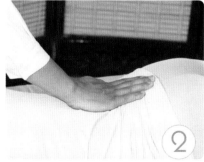

四肢部操作手法

按揉曲池、神门、阳陵泉，揉涌泉，操作8~10分钟。拿上肢，屈侧力量重，伸侧宜轻。按揉下肢内侧3~5分钟。

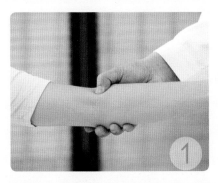

曲池：屈肘呈90°，肘横纹外侧端和肱骨外上髁连线中点处。

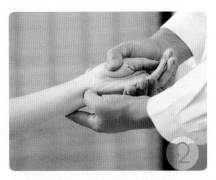

神门：手掌小拇指侧远端横纹处，肌腱外侧。

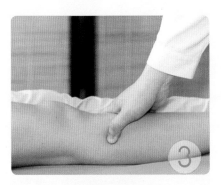

阳陵泉：小腿外侧，腓骨头前下方凹陷处。

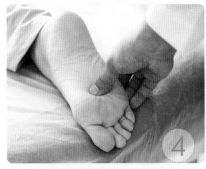

涌泉：脚掌前1/3处，人字沟上。

辨证加减

肝阳上亢手法

1. 重按心俞、肝俞、肾俞、命门。

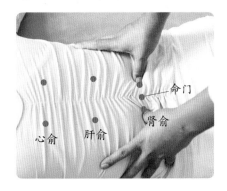

心俞：背部，第五胸椎棘突下，旁开1.5寸。

肝俞：背部，第九胸椎棘突下，旁开1.5寸。

肾俞：腰部，第二腰椎棘突下，旁开1.5寸。

命门：腰部，后正中线上，第二腰椎棘突下陷中。

2. 拿曲池，按揉三阴交。

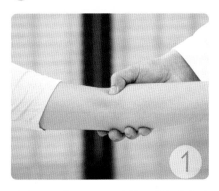

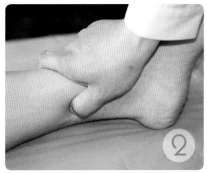

曲池：屈肘呈90°，肘横纹外侧端和肱骨外上髁连线中点处。

三阴交：四指并拢，小指靠在内踝尖上，食指上缘平行线与胫骨后缘交点就是。

3. 拇指推桥弓，左右各10~20遍。

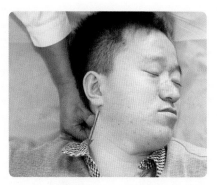

桥弓：位于脖子两侧的大筋上，侧头时明显。

痰浊中阻手法

1. 推揉中脘、天枢。

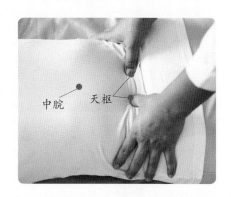

中脘：在上腹部，前正中线上，当脐中上4寸，脐与胸骨剑突连线中点。
天枢：人体中腹部，肚脐两侧2寸处。

2. 指按揉脾俞、胃俞、大肠俞、足三里、丰隆。

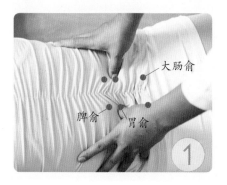

脾俞：背部，第十一胸椎棘突下，旁开1.5寸。
胃俞：背部，第十二胸椎棘突下，旁开1.5寸。
大肠俞：腰部，第四腰椎棘突下，旁开1.5寸。

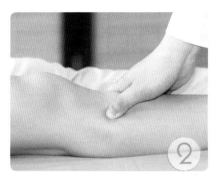

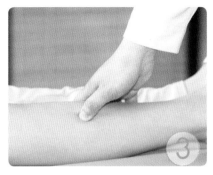

足三里：外膝眼下3寸、向外1寸处。可沿胫骨向上摸，至有突出的斜面骨头阻挡为止，旁边1寸就是此穴。

丰隆：小腿外侧，外踝尖上8寸。

肾精不足手法

1. 重按肾俞、命门。

2. 按承山。

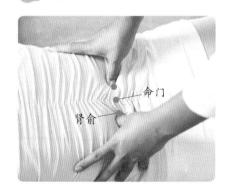

肾俞：腰部，第二腰椎棘突下，旁开1.5寸。

命门：腰部，后正中线上，第二腰椎棘突下凹陷中。

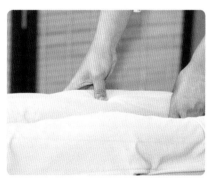

承山：腘窝横纹中点与外踝尖连线中点处。当伸直小腿或足跟上提时腓肠肌肌腹下出现尖角凹陷处。

气血亏虚手法

1. 摩腹，按中脘、天枢，按揉血海、足三里。

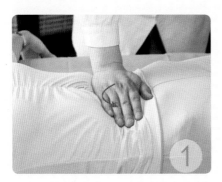 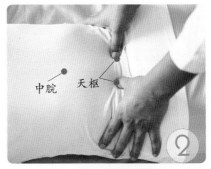

中脘：在上腹部，前正中线上，当脐中上4寸。脐与胸骨剑突连线中点。

天枢：中腹部，肚脐两侧2寸处。

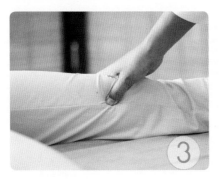 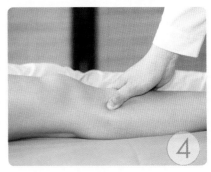

血海：屈膝，手掌五指向上握住膝盖，拇指与其他四指呈45°，拇指指尖处就是。

足三里：外膝眼下3寸、向外1寸处。可沿胫骨向上摸，至有突出的斜面骨头阻挡为止，旁边1寸就是此穴。

2. 按心俞、脾俞、胃俞，3~5分钟。

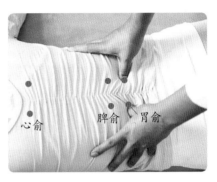

心俞：背部，第五胸椎棘突下，旁开
1.5寸。
脾俞：背部，第十一胸椎棘突下，旁开
1.5寸。
胃俞：背部，第十二胸椎棘突下，旁开
1.5寸。

按语

  头部推拿治疗时，应固定患者头部，不使晃动，防止头晕加重。
临床上有应用颈部扳法治疗眩晕而引起昏厥的报道，因此治疗时要慎
重使用扳法。患者应注意劳逸结合，且要保证足够的睡眠时间。保持
心情舒畅、乐观，防止七情内伤。对肾精不足者，要节制房事，切忌
纵欲过度。对痰浊中阻者，忌食肥甘厚味之物。素体阳盛者，忌食辛
燥之品。

扫一扫，视频更精彩

19 不寐

不寐又称失眠，是经常不能正常睡眠的一种病症。轻者难以入寐，或睡中易醒，醒后不能再寐，或时寐时醒；重者可彻夜不能入寐。本病可单独出现，也可以与头痛、健忘、眩晕、心悸等症同时出现。不寐多见于现代医学的神经衰弱、绝经期综合征等病。

治疗

治疗原则 调理脏腑，镇静安神。

基本治法

头面及颈肩部操作手法

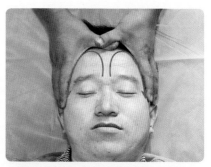

1. 患者坐位或仰卧位。医者先用按法从印堂穴开始向上沿发际至头维、太阳穴，往返5~6遍。

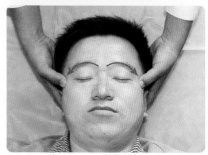

2. 用拇指分推法从印堂穴开始经鱼腰、太阳推至耳前，反复分推3~5遍。

3. 按揉印堂、攒竹、睛明、鱼腰、太阳、神庭、角孙、百会等穴位，每穴1~2分钟。

①印堂：两眉头连线中点。
②攒竹：眉头凹陷中。
③睛明：在面部，目内眦角稍上方凹陷处。
④鱼腰：瞳孔直上，眉毛中。

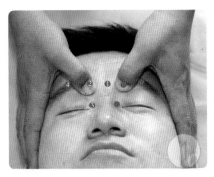

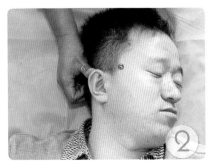

⑤太阳：眉梢与目外眦连线中点向外一横指。
⑥角孙：头部，折耳郭向前，当耳尖直上入发际处。

⑦神庭：头部，前发际正中直上0.5寸左右。
⑧百会：头顶，两耳尖连线中点。

4. 扫头两侧胆经循行部位，每侧20~30次。

5. 拿风池、肩井，时间2~3分钟。

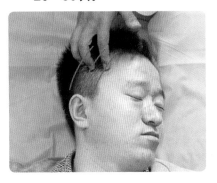

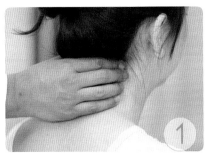

风池：枕骨下，与风府相平，胸锁乳突肌与斜方肌上端之间的凹陷处。

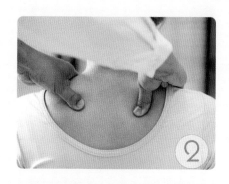

肩井：在肩上，当大椎穴与肩峰端连线的中点上。

腹部操作手法

医者用掌摩法先顺时针方向摩腹，再逆时针方向摩腹，时间约3分钟。指按揉中脘、气海、关元，每穴1~2分钟。

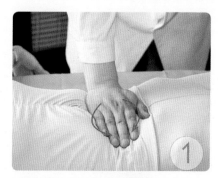

中脘：在上腹部，前正中线上，当脐中上4寸，脐与胸骨剑突连线中点。

气海：在下腹部正中线上，当脐下1.5寸处。

关元：在下腹部，前正中线上，当脐中下3寸。

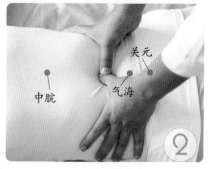

腰背部操作手法

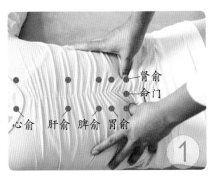

肾俞
命门
心俞 肝俞 脾俞 胃俞

1. 按揉心俞、肝俞、脾俞、胃俞、肾俞、命门等部位，时间约5分钟。

心俞：背部，第五胸椎棘突下，旁开1.5寸。

肝俞：背部，第九胸椎棘突下，旁开1.5寸。

脾俞：背部，第十一胸椎棘突下，旁开1.5寸。

胃俞：背部，第十二胸椎棘突下，旁开1.5寸。

肾俞：腰部，第二腰椎棘突下，旁开1.5寸。

命门：腰部，后正中线上，第二腰椎棘突下凹陷中。

2. 用掌推法从背部沿脊柱自上而下推至腰骶部，反复操作3～4遍。

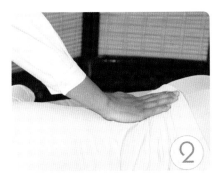

辨证加减

心脾两虚手法

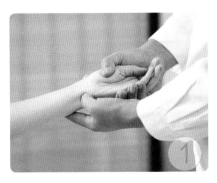

1. 指按揉神门、天枢、足三里、三阴交，每穴1～2分钟。

神门：手掌小拇指侧远端横纹处，肌腱外侧。

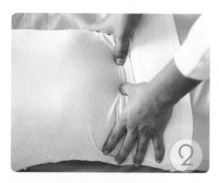

天枢：中腹部，肚脐两侧2寸处。

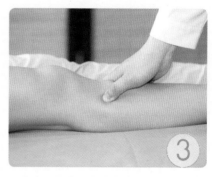

足三里：外膝眼下3寸、向外1寸处。可沿胫骨向上摸，至有突出的斜面骨头阻挡为止，旁边1寸就是此穴。

2. 直擦背部，以透热为度。

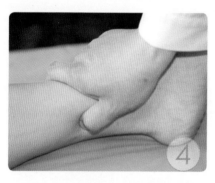

三阴交：四指并拢，小指靠在内踝尖上，食指上缘平行线与胫骨后缘交点就是。

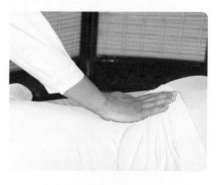

阴虚火旺手法

1. 推桥弓，先推一侧桥弓穴20次，再推另一侧桥弓穴20次。

桥弓：位于脖子两侧的大筋上，侧头时明显。

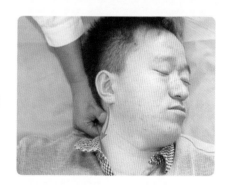

2. 擦两侧涌泉穴，以透热为度。

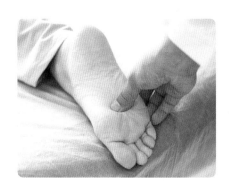

涌泉：脚掌前1/3处，人字沟上。

肝郁化火手法

指按揉肝俞、胆俞、章门、太冲，
每穴1~2分钟。

肝俞：背部，第九胸椎棘突下，旁开
1.5寸。
胆俞：背部，第十胸椎棘突下，旁开
1.5寸。

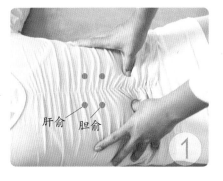

肝俞　胆俞

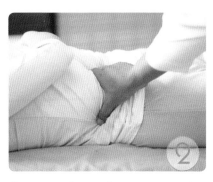

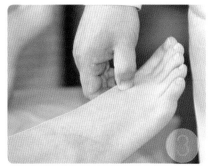

章门：侧腹部，当第十一肋游离端的下
方。

太冲：足背第一、第二脚趾间向上推，
感觉一凹陷处就是。

痰热内扰手法

1. 指按揉神门、内关、足三里、丰隆，每穴1~2分钟。

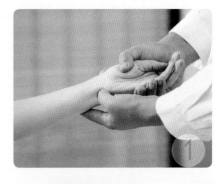

神门：手掌小拇指侧远端横纹处，肌腱外侧。

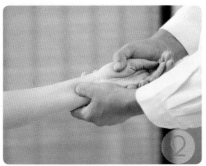

内关：掌横纹上2寸，两根肌腱中间。

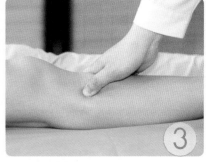

足三里：外膝眼下3寸、向外1寸处。可沿胫骨向上摸，至有突出的斜面骨头阻挡为止，旁边1寸就是此穴。

2. 直擦背腰，以透热为度。

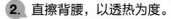

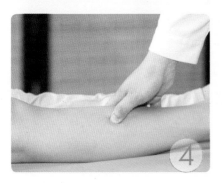

丰隆：小腿外侧，外踝尖上8寸。

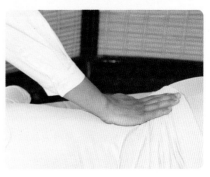

按语

患者睡前不要吸烟、饮酒、喝茶和咖啡。避免看有刺激性的书和电视、电影。每日用温水洗脚。适当参加体力劳动和体育锻炼，增强体质。注意劳逸结合，特别是房事要有所节制。平时生活起居要有规律，早睡早起。患者要解除思想顾虑，避免情绪波动，要开朗、乐观。

扫一扫，视频更精彩

20 / 胃脘痛

　　胃脘痛是以上腹近心窝部发生疼痛为主症的消化道病症，常因饮食不节或精神刺激而发病。本病可包括现代医学的急慢性胃炎、消化性溃疡、胃神经官能症、胃痉挛等消化道疾患。

治疗

　　治疗原则 以理气止痛为主。

　　操作方法

1. 用拇指从上至下按揉背部膀胱经，往返5次，然后着力按揉肝俞、脾俞、胃俞、三焦俞，时间约5分钟。

肝俞：背部，第九胸椎棘突下，旁开1.5寸。

脾俞：背部，第十一胸椎棘突下，旁开1.5寸。

胃俞：背部，第十二胸椎棘突下，旁开1.5寸。

三焦俞：腰部，第一腰椎棘突下，旁开1.5寸。

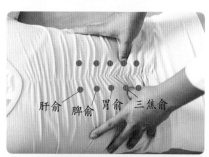

肝俞　脾俞　胃俞　三焦俞

2. 在背部沿膀胱经自上而下施擦法，以透热为度。

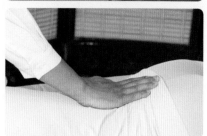

3. 轻快地摩胃脘部，使热量渗透于胃腑，然后按揉中脘、天枢，同时配合按揉足三里，时间约20分钟。

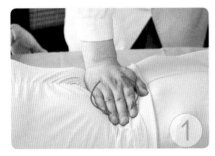

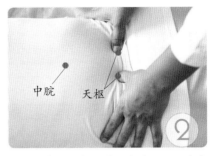

中脘 天枢

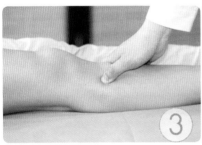

中脘：在上腹部，前正中线上，当脐中上4寸，脐与胸骨剑突连线中点。

天枢：中腹部，肚脐两侧2寸处。

足三里：外膝眼下3寸、向外1寸处。可沿胫骨向上摸，至有突出的斜面骨头阻挡为止，旁边1寸就是此穴。

4. 从肩井拿到前臂，在手三里、内关、合谷等穴做较强的揉按刺激。然后搓肩臂使经络通畅，再搓抹其两胁，由上而下往返5次。

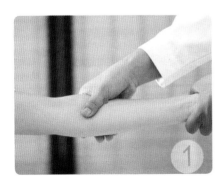

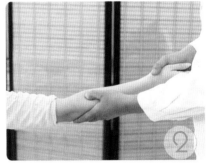

手三里：在前臂背面桡侧，当阳溪与曲池连线上，肘横纹下2寸。

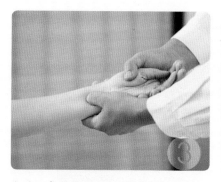

内关：掌横纹上2寸，两根肌腱中间。

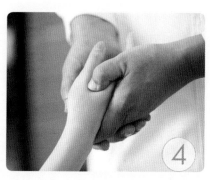

合谷：手背虎口处，于第一掌骨与第二掌骨间凹陷中。

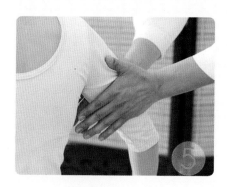

辨证加减

寒邪犯胃手法

1. 点按脾俞、胃俞，时间约2分钟。

脾俞：背部，第十一胸椎棘突下，旁开1.5寸。

胃俞：背部，第十二胸椎棘突下，旁开1.5寸。

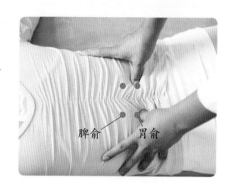

脾俞　胃俞

2. 背部擦法，以透热为度。

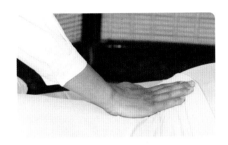

食滞手法

1. 用顺时针摩腹，点按中脘、天枢穴。

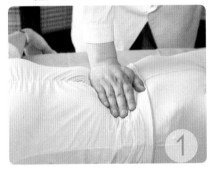

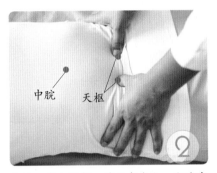

中脘：在上腹部，前正中线上，当脐中上4寸，脐与胸骨剑突连线中点。

天枢：中腹部，肚脐两侧2寸处。

2. 按揉脾俞、胃俞、足三里。

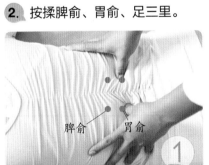

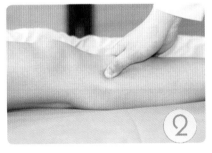

脾俞：背部，第十一胸椎棘突下，旁开1.5寸。

胃俞：背部，第十二胸椎棘突下，旁开1.5寸。

足三里：外膝眼下3寸、向外1寸处。可沿胫骨向上摸，至有突出的斜面骨头阻挡为止，旁边1寸就是此穴。

肝气犯胃手法

1. 按太冲。

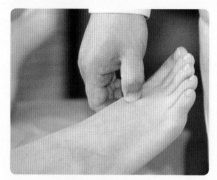

太冲：足背第一、第二脚趾间向上推，感觉一凹陷处就是。

2. 按揉背部肝俞、胆俞。

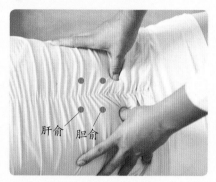

肝俞　胆俞

肝俞：背部，第九胸椎棘突下，旁开1.5寸。
胆俞：背部，第十胸椎棘突下，旁开1.5寸。

脾胃虚寒手法

1. 按揉气海、关元、足三里。每穴约2分钟，气海穴治疗时间可适当延长。

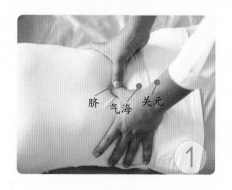

脐　气海　关元

气海：在下腹部正中线上，当脐下1.5寸处。
关元：在下腹部前正中线上，当脐中下3寸。

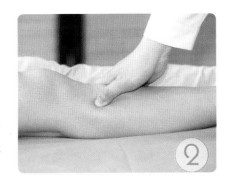

足三里：外膝眼下3寸、向外1寸处。可沿胫骨向上摸，至有突出的斜面骨头阻挡为止，旁边1寸就是此穴。

2. 直擦背部，以透热为度。

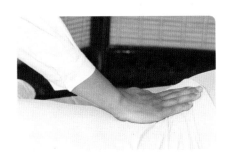

注意事项

（1）溃疡出血期的病人，禁推拿治疗。

（2）患者要保持心情舒畅，切忌暴饮暴食、饥饱不匀，一般可少食多餐，以清淡易消化的食物为宜，忌饮烈酒，忌食辛辣刺激性食物。

（3）胃脘部操作，应于饭后1小时或饭前进行。

（4）胃痛较重者，应配合药物等多种治疗方法。

21 / 便 秘

便秘是指大便秘结不通，排便时间延长或排便困难，临床可见于多种病症中。本症主要由于大肠传导功能失常，粪便在肠内停留时间过久，水分被过量吸收，粪质干结所致。推拿能震荡胃肠，促进胃肠蠕动，故推拿对便秘的治疗，疗效肯定，无副作用，常为首选治法。

治疗

治疗原则 和肠通便，调理气机。

操作方法

1. 以拇指按揉中脘、天枢、大横穴，每穴约1分钟。

中脘：在上腹部，前正中线上，当脐中上4寸，脐与胸骨剑突连线中点。
天枢：中腹部，肚脐两侧2寸处。
大横：中腹部，距脐中4寸。

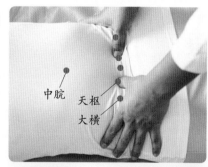

中脘　天枢　大横

2. 用掌摩法以顺时针方向摩腹约5分钟。

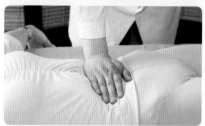

3. 用拇指沿脊柱按揉两侧肝俞、脾俞、肾俞、大肠俞，往返施术，时间约5分钟。

肝俞：背部，第九胸椎棘突下，旁开1.5寸。

脾俞：背部，第十一胸椎棘突下，旁开1.5寸。

肾俞：腰部，第二腰椎棘突下，旁开1.5寸。

大肠俞：腰部，第四腰椎棘突下，旁开1.5寸。

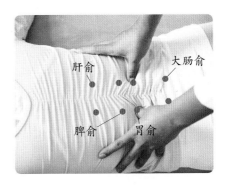

辨证加减

胃肠燥热手法

1. 按揉曲池、支沟，以酸胀为度。

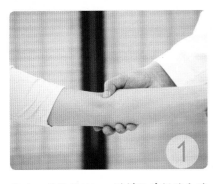

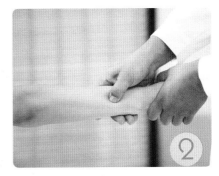

曲池：屈肘呈90°，肘横纹外侧端和肱骨外上髁连线中点处。

支沟：手背腕横纹上3寸，尺骨与桡骨之间，阳池与肘尖的连线上。

2. 从足三里向下推至下巨虚，5
分钟。

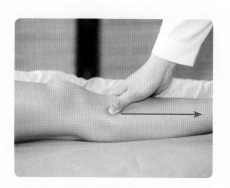

足三里：外膝眼下3寸、向外1寸处。可
沿胫骨向上摸，至有突出的斜面骨头阻
挡为止，旁边1寸就是此穴。
下巨虚：小腿前外侧，当犊鼻下9寸，
距胫骨前缘一横指。

气机郁滞手法

1. 按揉章门、肺俞、膈俞、肝俞，均以酸胀为度。

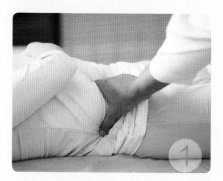

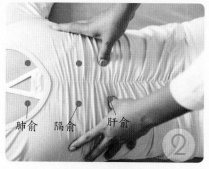

肺俞　隔俞　　肝俞

章门：人体的侧腹部，当第十一肋游离
端的下方。

肺俞：背部，第三胸椎棘突下，旁开
1.5寸。
膈俞：背部，第七胸椎棘突下，旁开
1.5寸。
肝俞：背部，第九胸椎棘突下，旁开
1.5寸。

2. 横擦胸上部，以透热为度；斜擦两肋，以微热为度。

气血亏损手法

1. 横擦胸上部，透热为度。

2. 按揉足三里、脾俞穴各2分钟，可配合捏脊三遍。

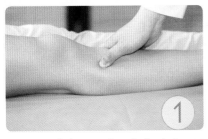

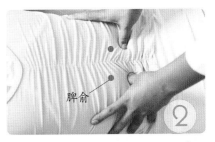

脾俞

足三里：外膝眼下3寸、向外1寸处。可
沿胫骨向上摸，至有突出的斜面骨头阻
挡为止，旁边1寸就是此穴。

脾俞：背部，第十一胸椎棘突下，旁开
1.5寸。

阴寒凝结手法

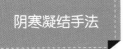

直擦背部膀胱经及督脉，以透热
为度。

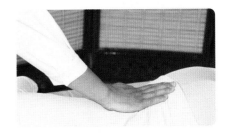

注意事项

（1）实证以通降为顺，可每日操作1次；虚证手法宜轻，每次治
疗时间应长一些，疗程亦长。

（2）养成定时排便习惯。多喝开水，平时多食水果蔬菜，忌食
辛辣食品。多进行户外活动，避免久坐少动，多做下蹲起立及仰卧动
作。同时要保持精神舒畅，配以食疗，将黑芝麻、胡桃肉等研细加蜜
糖冲服，对阴血亏损的便秘颇有功效。

22 / 郁 证

郁证是由于情志不舒、气机郁滞引起的一类病症。以心情抑郁、情绪不宁，胁肋胀痛，或易怒欲哭，或咽中如有异物为主要症状。郁病由精神因素引起，是内科病症中最为常见的一种。郁证主要见于现代医学的神经官能症，尤以神经衰弱多见，也见于绝经期综合征、反应性精神病等。

治疗

治疗原则 疏通气机。

操作方法

1. 用拇指按揉脊柱两侧膀胱经，时间约5分钟。按揉肝俞、脾俞、胃俞，每穴约2分钟。

肝俞：背部，第九胸椎棘突下，旁开1.5寸。

脾俞：背部，第十一胸椎棘突下，旁开1.5寸。

胃俞：背部，第十二胸椎棘突下，旁开1.5寸。

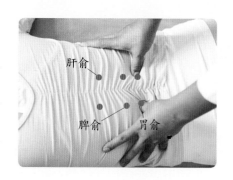

2. 按揉章门2分钟左右。用摩法
摩胁肋、腹部各约5分钟。

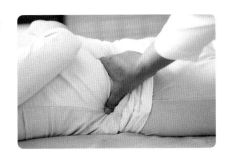

章门：侧腹部，当第十一肋游离端的
下方。

辨证加减

肝郁气滞手法

1. 点按太冲、行间，每穴约2分钟。

太冲：足背第一、第二脚趾间向上推，
感觉一凹陷处就是。
行间：足背侧，当第一、第二趾间，趾
蹼缘的后方赤白肉际处。

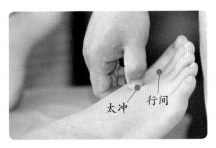

2. 搓胁肋5分钟左右。

气郁化火手法

1. 用按法在胆俞、三焦俞处施
术，每穴约2分钟。

胆俞：背部，第十胸椎棘突下，旁开
1.5寸。
三焦俞：腰部，第一腰椎棘突下，旁开
1.5寸。

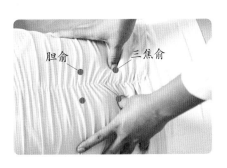

2. 用拿法拿颈项肌肉5分钟左右。

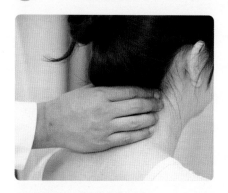

气滞痰郁手法

1. 点按肺俞、胆俞，每穴约2分钟。

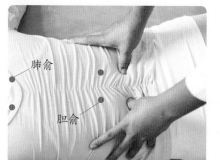

2. 揉中脘、天枢穴3分钟左右。

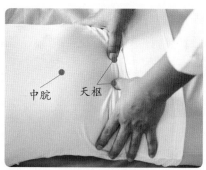

肺俞：背部，第三胸椎棘突下，旁开1.5寸。

胆俞：背部，第十胸椎棘突下，旁开1.5寸。

中脘：在上腹部，前正中线上，当脐中上4寸，脐与胸骨剑突连线中点。

天枢：中腹部，肚脐两侧2寸处。

忧郁伤神手法

1. 指按揉心俞，每穴约2分钟。

2. 用拿法拿下肢内侧和前侧的肌肉，约5分钟。

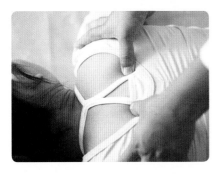

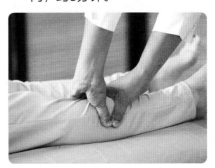

心俞：背部，第五胸椎棘突下，旁开1.5寸。

心脾两虚手法

1. 指按揉心俞、内关、外关、足三里，每穴约2分钟。

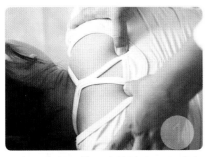

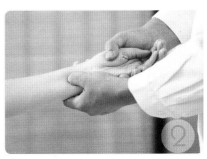

心俞：背部，第五胸椎棘突下，旁开1.5寸。

内关：掌横纹上2寸，两根肌腱中间。

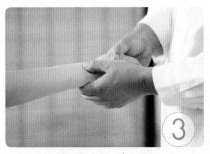

外关：腕背横纹中点上2寸，尺骨与桡骨之间。

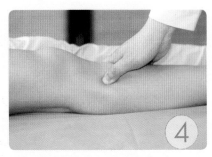

足三里：外膝眼下3寸、向外1寸处。可沿胫骨向上摸，至有突出的斜面骨头阻挡为止，旁边1寸就是此穴。

2. 掌揉中脘、天枢穴2分钟左右。

中脘：在上腹部，前正中线上，当脐中上4寸，脐与胸骨剑突连线中点。
天枢：中腹部，肚脐两侧2寸处。

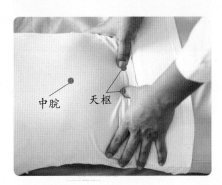

阴虚火旺手法

1. 指按揉肾俞、三阴交，每穴约2分钟。

肾俞：腰部，第二腰椎棘突下，旁开1.5寸。

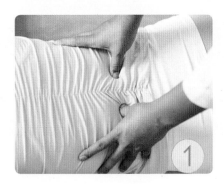

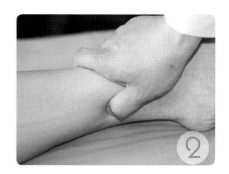

三阴交：四指并拢，小指靠在内踝尖
上，食指上缘平行线与胫骨后缘交点
就是。

2. 点揉涌泉穴，透热为度。

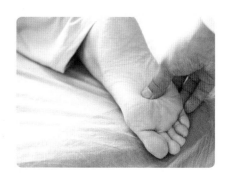

涌泉：脚掌前1/3处，人字沟上。

注意事项

（1）郁证的疗程较长，可一日推拿一次，10次为1疗程。一般治疗3个疗程。推拿对郁之实证疗效较佳；而郁之虚证，单凭推拿治疗很困难，常需配合中西药治疗。

（2）适当参加体力劳动，可增强体质，减轻症状。

（3）本病精神治疗极为重要，要做好郁证患者的思想工作，充分调动病人的积极性，使病人能正确认识和对待疾病，增强信心。

扫一扫，视频更精彩

23/ 心 悸

　　心悸是指病人自觉心中悸动，惊惕不安的一种病症。发作时常伴有气短、胸闷，甚至眩晕、喘促、晕厥，脉象或数或迟，或节律不齐。心悸因惊恐、劳累而发，时作时止，不发时如常人。病情较轻者为惊悸，病情较重者为怔忡，惊悸日久不愈者可转为怔忡。

　　凡有心悸临床表现的，均可参考本节辨证论治，如各种原因引起的心动过速、心动过缓、过早搏动、心房颤动或扑动、房室传导阻滞、病态窦房结综合征、预激综合征及心功能不全、神经官能症等。临床上推拿以治疗功能性心率失常为主，器质性病症引起的心悸，推拿只作为辅助治疗。

治疗

治疗原则 养心、安神、定悸是治疗心悸的基本原则。

操作方法

头面部操作手法

推印堂、分推前额5～10遍。自上而下推桥弓，先推左侧，再推右侧，每侧约1分钟，然后按揉百会、风池2～3分钟。同时测脉搏，以脉搏90次/分以下为度。

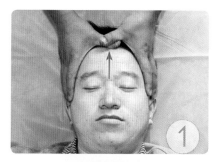

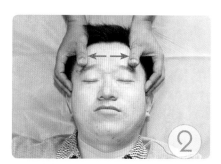

百会：头顶，两耳尖连线中点。

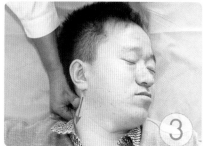

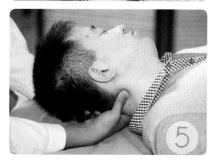

风池：枕骨下，与风府相平，胸锁乳突肌与斜方肌上端之间的凹陷处。

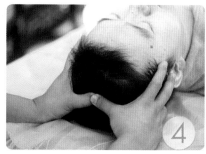

背部操作手法

按肺俞、心俞、膈俞，操作时间约10分钟。

肺俞：背部，第三胸椎棘突下，旁开1.5寸。
心俞：背部，第五胸椎棘突下，旁开1.5寸。
膈俞：背部，第七胸椎棘突下，旁开1.5寸。

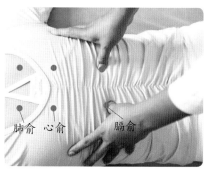

上肢部操作手法

按揉双内关、神门，拿双上肢，操作时间约6分钟。

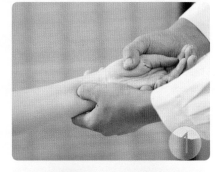

内关：掌横纹上2寸，两根肌腱中间。

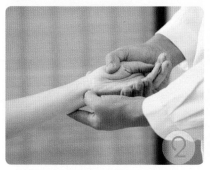

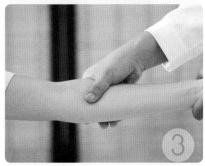

神门：手掌小拇指侧远端横纹处，肌腱外侧。

辨证加减

心胆虚怯手法

1. 延长按揉神门时间，拿风池。

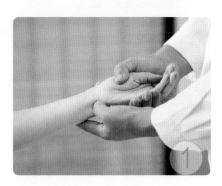

神门：手掌小拇指侧远端横纹处，肌腱外侧。

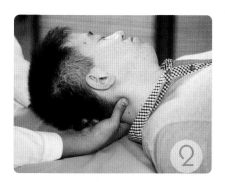

风池： 枕骨下，与风府相平，胸锁乳突肌与斜方肌上端之间的凹陷处。

2. 用小鱼际沿胸骨正中分别向左右腋中线推运至两胁部约3～5分钟，以心悸减轻为度。

心血不足手法

1. 按揉血海、足三里、脾俞、胃俞。

血海：屈膝，手掌五指向上握住膝盖，拇指与其他四指呈45°，拇指指尖处就是。

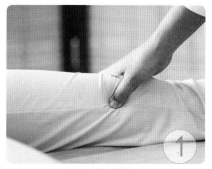

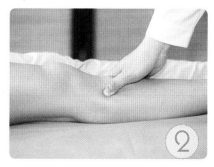

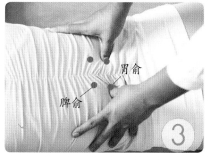

脾俞
胃俞

足三里：外膝眼下3寸、向外1寸处。可沿胫骨向上摸，至有突出的斜面骨头阻挡为止，旁边1寸就是此穴。

脾俞：背部，第十一胸椎棘突下，旁开1.5寸。

胃俞：背部，第十二胸椎棘突下，旁开1.5寸。

2. 点华佗夹脊穴5分钟。

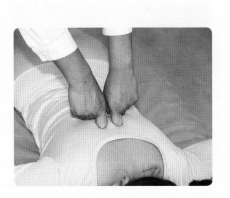

华佗夹脊：第一胸椎至第五腰椎，各椎
棘突下旁开0.5寸。

阴虚火旺手法

1. 点肾俞、太冲、行间。

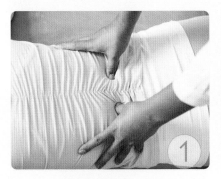

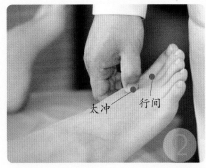

太冲　行间

肾俞：腰部，第二腰椎棘突下，旁开
1.5寸。

太冲：足背第一、第二脚趾间向上推，
感觉一凹陷处就是。

行间：足背侧，当第一、第二趾间，趾
蹼缘的后方赤白肉际处。

2. 揉太阳、耳门、听宫、听会。

太阳：眉梢与目外眦连线中点向外一横指。

耳门：面部，耳屏上切迹前，下颌骨髁状突后缘，张口时呈凹陷处。

听宫：面部，耳屏前，下颌骨髁状突的后缘，张口时呈凹陷处。

听会：面部，耳屏间切迹前，下颌骨髁状突的后缘，张口时呈凹陷处。

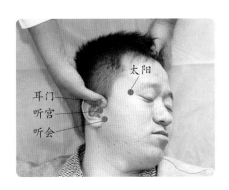

水饮凌心手法

1. 加按揉章门，搓两胁。

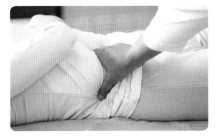

2. 摩腹部约5分钟。

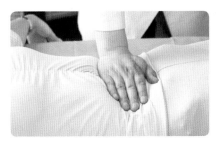

章门：侧腹部，当第十一肋游离端的下方。

阳气衰弱手法

1. 摩小腹，按气海、关元、中极。

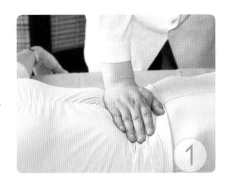

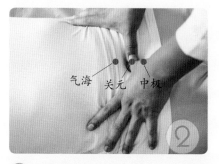

气海：在下腹部正中线上，当脐下1.5寸处。

关元：在下腹部，前正中线上，当脐中下3寸。

中极：在下腹部，前正中线上，脐下4寸。

2. 揉八髎、肾俞、命门，点三阴交。

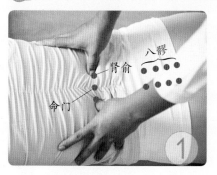

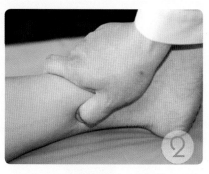

八髎：上髎、次髎、中髎、下髎的合称。位于一、二、三、四骶后孔中，左右共八穴。

肾俞：腰部，第二腰椎棘突下，旁开1.5寸。

命门：腰部，后正中线上，第二腰椎棘突下凹陷。

三阴交：四指并拢，小指靠在内踝尖上，食指上缘平行线与胫骨后缘交点就是。

按语

　　心悸常见于多种心脏疾病中，要分清疾病的性质，找出发病原因。若是功能性的疾病，大多呈阵发性，经推拿治疗很快缓解，预后良好；若是器质性病变所致的心悸，在推拿治疗的同时应积极配合药物治疗，以免贻误病情。

扫一扫，视频更精彩

24 / 月经不调

月经不调是指月经的周期、经期、经色、经质等发生异常，并伴有其他症状的一种疾病，又称经血不调。临床上包括月经先期、月经后期、月经先后不定期、月经过多、月经过少等症。本节主要讨论月经先期、月经后期、月经先后不定期。月经先期为月经周期提前7天以上，甚至一月两至者；月经后期为月经周期延后7天以上，甚至四五十日一至者；月经先后不定期为月经不按周期来潮，或提前或延后7天以上者。

治疗

治疗原则 以调和气血为主。

基本治法

腹部操作手法

点揉气海、关元、中极等穴，每穴约1分钟，以得气为度。然后用摩法顺时针方向摩小腹，时间约6~8分钟。

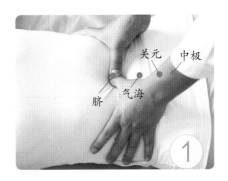

气海：在下腹部正中线上，当脐下1.5寸处。
关元：在下腹部，前正中线上，当脐中下3寸。
中极：在下腹部，前正中线上，当脐中下4寸。

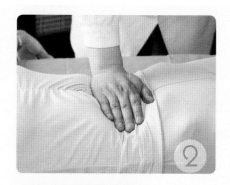

腰背部操作手法

按揉脾俞、肝俞、肾俞等穴，每穴约1分钟，以得气为度。

肝俞：背部，第九胸椎棘突下，旁开1.5寸。

脾俞：背部，第十一胸椎棘突下，旁开1.5寸。

肾俞：腰部，第二腰椎棘突下，旁开1.5寸。

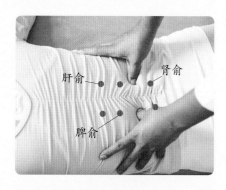

下肢部操作手法

双拇指按揉三阴交、太溪、太冲等穴，每穴约1分钟，以酸胀为度。

三阴交：四指并拢，小指靠在内踝尖上，食指上缘平行线与胫骨后缘交点就是。

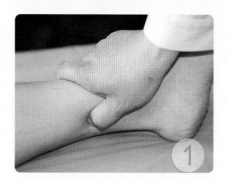

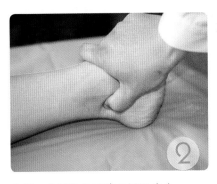

太溪：内踝尖与跟腱之间凹陷处。

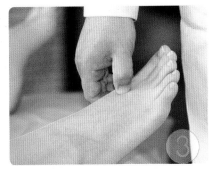

太冲：足背第一、第二脚趾间向上推，
感觉一凹陷处就是。

辨证加减

血热手法

1. 用拇指按揉大敦、行间、隐白、解溪、三阴交、血海等穴，每穴操
作约1分钟，以得气为度。

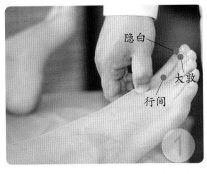

隐白：足大趾末节内侧，距趾甲角0.1寸。
大敦：足大趾末节外侧，距趾甲角0.1寸。
行间：足背侧，当第一、第二趾间，趾
蹼缘的后方赤白肉际处。

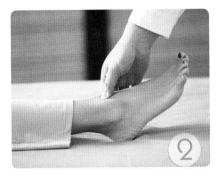

解溪：足背与小腿交界处的横纹中央凹
陷处，足背两条肌腱之间。

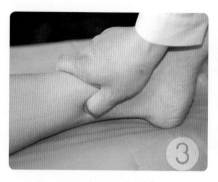

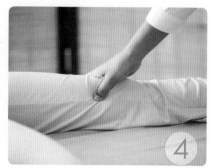

三阴交：四指并拢，小指靠在内踝尖上，食指上缘平行线与胫骨后缘交点就是。

血海：屈膝，手掌五指向上握住膝盖，拇指与其他四指呈45°，拇指指尖处就是。

2. 按揉肝俞、胃俞、大肠俞，操作3～5分钟。

肝俞：背部，第九胸椎棘突下，旁开1.5寸。

胃俞：背部，第十二胸椎棘突下，旁开1.5寸。

大肠俞：腰部，第四腰椎棘突下，旁开1.5寸。

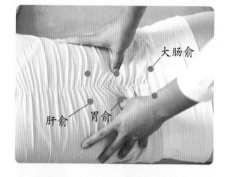

血寒手法

1. 用掌按法按压肚脐，持续按压3～5分钟，使患者下腹部出现发热感。

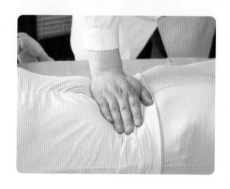

2. 掌擦背部，以皮肤透热为度。

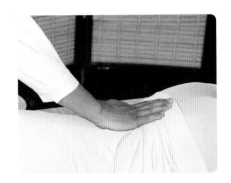

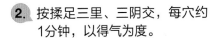
气血虚手法

1. 指按中脘、气海，每穴按压3分钟，使腹部出现发热感。

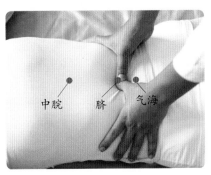

中脘：在上腹部，前正中线上，当脐中上4寸，脐与胸骨剑突连线中点。
气海：在下腹部正中线上，当脐下1.5寸处。

2. 按揉足三里、三阴交，每穴约1分钟，以得气为度。

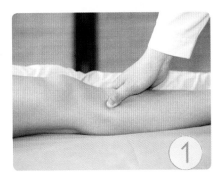

足三里：外膝眼下3寸、向外1寸处。可沿胫骨向上摸，至有突出的斜面骨头阻挡为止，旁边1寸就是此穴。

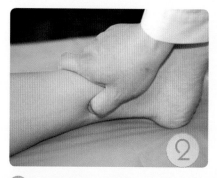

三阴交：四指并拢，小指靠在内踝尖上，食指上缘平行线与胫骨后缘交点就是。

3. 按揉脾俞、胃俞，每穴操作1分钟。

4. 掌擦背部，以透热为度。

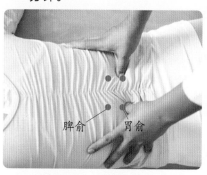

脾俞 胃俞

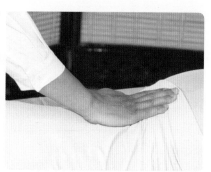

脾俞：背部，第十一胸椎棘突下，旁开1.5寸。
胃俞：背部，第十二胸椎棘突下，旁开1.5寸。

肝郁手法

1. 用拇指按揉章门穴约2分钟。

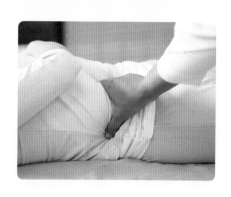

章门：侧腹部，当第十一肋游离端的下方。

2. 用拇指按揉膈俞、肝俞，操作
3～5分钟。

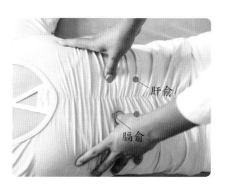

膈俞：背部，第七胸椎棘突下，旁开
1.5寸。
肝俞：背部，第九胸椎棘突下，旁开
1.5寸。

肾虚手法

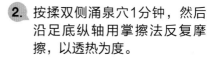

1. 点按关元穴3～5分钟，以热
深透下腹为度。

2. 按揉双侧涌泉穴1分钟，然后
沿足底纵轴用掌擦法反复摩
擦，以透热为度。

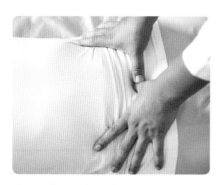

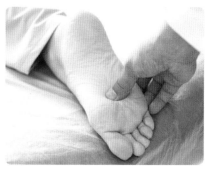

关元：在下腹部，前正中线上，当脐
中下3寸。

涌泉：脚掌前1/3处，人字沟上。

3. 擦背部督脉和足太阳膀胱经两侧，反复摩擦5~7遍，然后着重擦腰骶部，以透热为度。

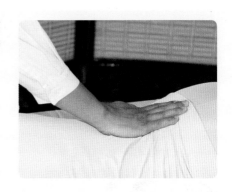

注意事项

（1）操作时动作宜和缓从容、循序渐进，切忌动作粗暴、急于求成。

（2）推拿宜在经期前后进行。注意调节饮食，避免暴饮暴食，或过食肥甘厚味、生冷寒凉、辛辣之品。

（3）注意气候环境变化，不要着凉，但也不宜过热。

（4）保持心情舒畅，避免情志过极而发本病。

（5）注意休息，不宜过度疲劳和剧烈运动，避免房劳过度，注意避孕，以免流产损伤冲任及肾气。

25 / 痛 经

扫一扫，视频更精彩

妇女正值经期或行经前后，出现周期性小腹疼痛及腰部疼痛，甚至剧痛难忍，常伴有面色苍白、恶心呕吐、冷汗淋漓、手足厥冷者称为痛经。如仅感小腹或腰部轻微胀痛不适，属正常生理现象，不属痛经。本病是妇科常见病之一，尤以青年妇女较多见。

治疗

治疗原则 通调气血。

操作方法

腹部操作手法

顺时针方向摩小腹，时间约5~6分钟。然后按揉气海、关元，每穴约2分钟。

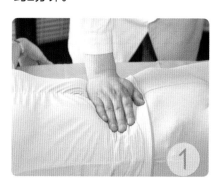

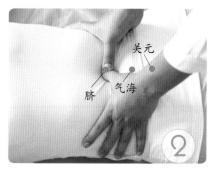

气海：在下腹部正中线上，当脐下1.5寸处。

关元：在下腹部，前正中线上，当脐中下3寸。

腰背部操作手法

揉腰部脊柱两旁及骶部，时间约4～5分钟，然后按肾俞、八髎，以酸胀为度，再在骶部八髎穴用擦法治疗，以透热为度。

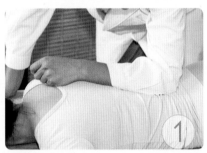

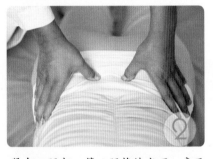

肾俞：腰部，第二腰椎棘突下，旁开1.5寸。

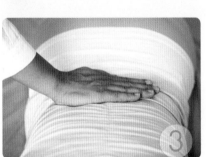

八髎：上髎、次髎、中髎、下髎的合称。位于一、二、三、四骶后孔中，左右共八穴。

气滞血瘀手法

1. 按揉期门、膈俞、肝俞，每穴约半分钟。

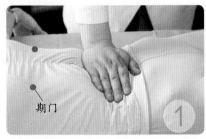

期门

期门：胸部，当乳头直下，第6肋间隙，前正中线旁开4寸。

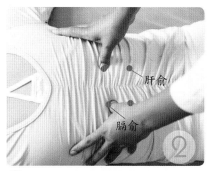

膈俞：背部，第七胸椎棘突下，旁开1.5寸。

肝俞：背部，第九胸椎棘突下，旁开1.5寸。

2. 拿三阴交、血海，以酸胀为度。

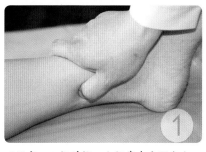

三阴交：四指并拢，小指靠在内踝尖上，食指上缘平行线与胫骨后缘交点就是。

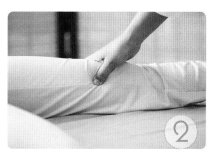

血海：屈膝，手掌五指向上握住膝盖，拇指与其他四指呈45°，拇指指尖处就是。

寒湿凝滞手法

1. 直擦背部膀胱经、督脉，横擦腰部，以透热为度。

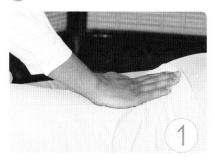

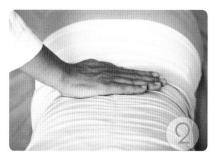

2. 按揉三阴交、血海，每穴约15分钟。

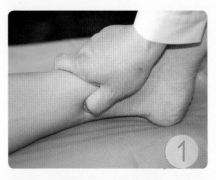

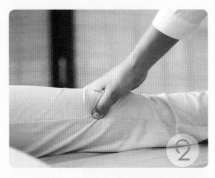

三阴交：四指并拢，小指靠在内踝尖上，食指上缘平行线与胫骨后缘交点就是。

血海：屈膝，手掌五指向上握住膝盖，拇指与其他四指呈45°，拇指指尖处就是。

气血虚弱手法

1. 直擦背部督脉（后背正中线），横擦右侧背部，以透热为度。

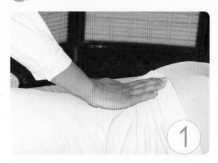

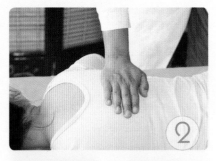

2. 摩腹时加揉中脘2~3分钟。

中脘：在上腹部，前正中线上，当脐中上4寸，脐与胸骨剑突连线中点。

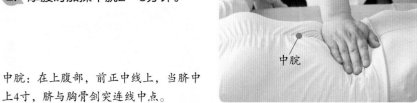

中脘

3. 按揉脾俞、胃俞、足三里，每穴约1分钟。

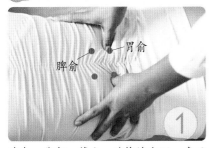

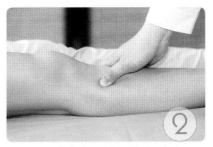

脾俞：背部，第十一胸椎棘突下，旁开
1.5寸。
胃俞：背部，第十二胸椎棘突下，旁开
1.5寸。

足三里：外膝眼下3寸、向外1寸处。可
沿胫骨向上摸，至有突出的斜面骨头阻
挡为止，旁边1寸就是此穴。

肝肾虚损手法

1. 直擦背部督脉（后背正中线），横擦腰部，以透热为度。

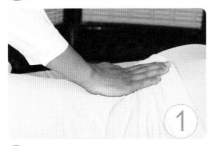

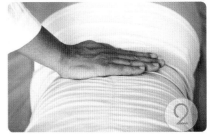

2. 按揉照海、太溪、肝俞、肾俞、涌泉等穴，每穴约半分钟。

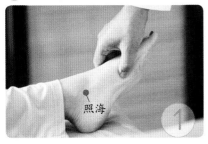

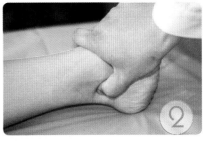

照海：内踝尖直下凹陷处。

太溪：内踝尖与跟腱之间凹陷处。

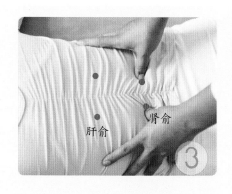
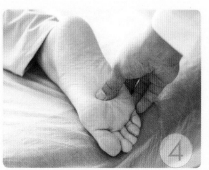

肝俞：背部，第九胸椎棘突下，旁开 1.5寸。

肾俞：腰部，第二腰椎棘突下，旁开 1.5寸。

涌泉：脚掌前1/3处，人字沟上。

注意事项

（1）在经期注意保暖，避免受寒，注意经期卫生。

（2）适当休息，不要过度疲劳。

（3）情绪安定，避免暴怒、忧郁。

（4）经期注意调理饮食，忌食寒凉生冷食品。

（5）经期禁止行房。

按语

推拿治疗痛经疗效是肯定的。但痛经病因复杂，容易反复，所以必须坚持治疗。在月经来潮前1周，治疗2次，6次为一个疗程，连续治疗3个月。只要辨证准确、手法恰当，且能掌握妇女月经前后的治疗时期，一般均能收到满意的疗效。急性发作期治其标，缓和期治其本。但对器质性病变引起的痛经，远期疗效尚不满意。

26 / 慢性盆腔炎

慢性盆腔炎是指女性内生殖器官、周围结缔组织及盆腔腹膜发生的慢性炎症。常因急性盆腔炎治疗不彻底或因患者体质差、病情迁延所致，也有未经急性盆腔炎的过程，而直接表现为慢性盆腔炎的。此症是妇科的常见病、难治病，当机体抵抗力下降时可诱发急性发作。

治疗

治疗原则 活血化瘀、消炎止痛，并根据其病因病机，辨证论治。

基本治法

胸腹部操作手法

按揉章门、中脘、气海、关元，约5分钟，然后摩腹、揉脐10分钟，按揉曲骨、横骨、神阙、水道、带脉各半分钟。

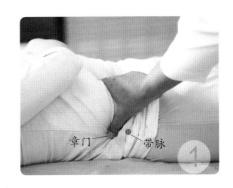

章门：侧腹部，当第十一肋游离端的下方。

带脉：在侧腹部，当第十一肋骨游离端下方垂线与脐水平线的交点上，章门穴下1.8寸处。

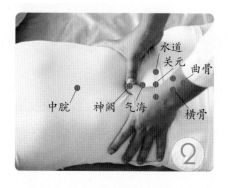

中脘：在上腹部，前正中线上，当脐中上4寸，脐与胸骨剑突连线中点。

神阙：肚脐。

气海：在下腹部正中线上，当脐下1.5寸处。

关元：在下腹部，前正中线上，当脐中下3寸。

曲骨：在下腹部，当前正中线上，耻骨联合上缘的中点处。

横骨：下腹部，当脐中下5寸，前正中线旁开0.5寸。

水道：下腹部，当脐中下3寸，距前正中线2寸。

腰背部操作手法

按揉法施于膈俞、肝俞、脾俞、胃俞、大肠俞、小肠俞、关元俞、胞盲各半分钟，然后直擦督脉（后背正中线）、横擦命门、八髎，以透热为度。

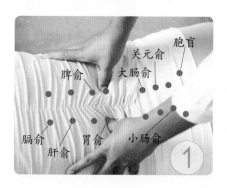

膈俞：背部，第七胸椎棘突下，旁开1.5寸。

肝俞：背部，第九胸椎棘突下，旁开1.5寸。

脾俞：背部，第十一胸椎棘突下，旁开1.5寸。

胃俞：背部，第十二胸椎棘突下，旁开1.5寸。

大肠俞：腰部，第四腰椎棘突下，旁开1.5寸。

关元俞：在腰部，当第五腰椎棘突下，旁开1.5寸。

小肠俞：在骶部，当骶正中嵴旁1.5寸，平第一骶后孔。

胞盲：臀部，平第二骶后孔，骶正中嵴旁开3寸。

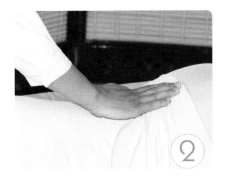

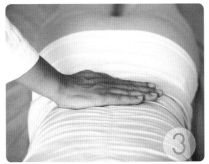

命门：腰部，后正中线上，第二腰椎棘突下凹陷中。

八髎：上髎、次髎、中髎、下髎的合称。位于一、二、三、四骶后孔中，左右共八穴。

辨证加减

肝郁湿热手法

1. 点按血海、三阴交、丘墟、太溪、水泉、太冲各半分钟。

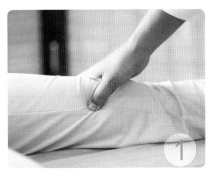

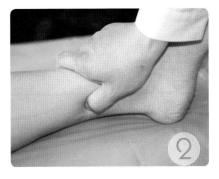

血海：屈膝，手掌五指向上握住膝盖，拇指与其他四指呈45°，拇指指尖处就是。

三阴交：四指并拢，小指靠在内踝尖上，食指上缘平行线与胫骨后缘交点就是。

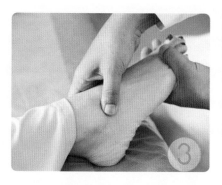

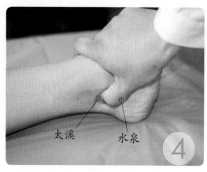

太溪　水泉

丘墟：足外踝的前下方，当趾长伸肌腱的外侧凹陷处。

太溪：内踝尖与跟腱之间凹陷处。
水泉：足内侧，内踝后下方，当太溪直下1寸，跟骨结节的内侧凹陷处。

2. 轻叩脊柱两侧及骶髂部。

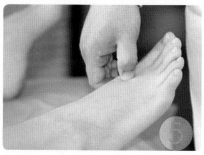

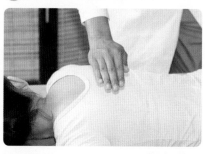

太冲：足背第一、第二脚趾间向上推，感觉一凹陷处就是。

血虚寒湿手法

1. 点按百会、合谷、温溜、府舍、归来、气冲、血海、足三里、三阴交各半分钟。

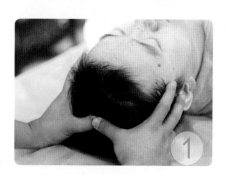

百会：头顶，两耳尖连线中点。

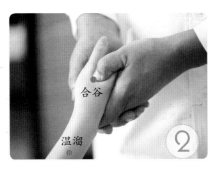

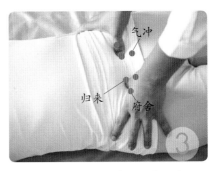

合谷：手背虎口处，于第一掌骨与第二掌骨间凹陷中。

温溜：屈肘，在前臂背面桡侧，当阳溪与曲池的连线上，腕横纹上5寸。

府舍：下腹部，当脐中下4寸，冲门穴上方0.7寸，距前正中线4寸。

归来：在下腹部，当脐中下4寸，距前正中线2寸。

气冲：腹股沟稍上方，当脐中下5寸，距前正中线2寸。

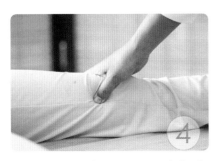

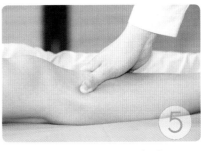

血海：屈膝，手掌五指向上握住膝盖，拇指与其他四指呈45°，拇指指尖处就是。

足三里：外膝眼下3寸、向外1寸处。可沿胫骨向上摸，至有突出的斜面骨头阻挡为止，旁边1寸就是此穴。

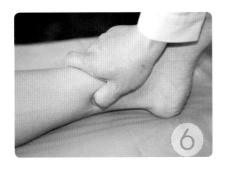

三阴交：四指并拢，小指靠在内踝尖上，食指上缘平行线与胫骨后缘交点就是。

2. 掌振下腹约2分钟。

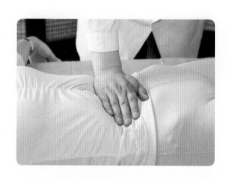

气滞血瘀手法

1. 按揉府舍、归来、气冲、血
海、阴陵泉、地机、三阴交、
丘墟、太冲各半分钟。

府舍：下腹部，当脐中下4寸，冲门穴
上方0.7寸，距前正中线4寸。

归来：在下腹部，当脐中下4寸，距前
正中线2寸。

气冲：腹股沟稍上方，当脐中下5寸，
距前正中线2寸。

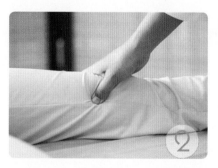

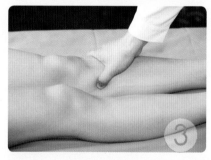

血海：屈膝，手掌五指向上握住膝盖，
拇指与其他四指呈45°，拇指指尖处就
是。

阴陵泉：拇指沿小腿内侧骨头的内缘向
上推，直到遇到阻挡，骨头下凹陷处就
是。

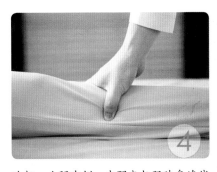

地机：小腿内侧，内踝尖与阴陵泉连线上，阴陵泉下3寸。

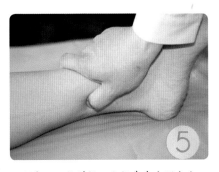

三阴交：四指并拢，小指靠在内踝尖上，食指上缘平行线与胫骨后缘交点就是。

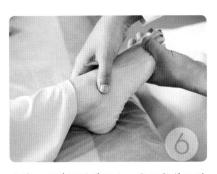

丘墟：足外踝的前下方，当趾长伸肌腱的外侧凹陷处。

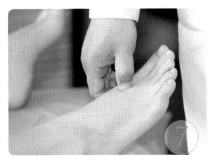

太冲：足背第一、第二脚趾间向上推，感觉一凹陷处就是。

2. 弹拨腹部包块5分钟。

3. 轻叩脊柱两侧及腰骶部。

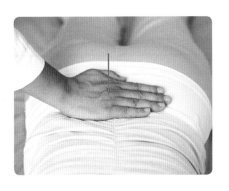

按语

　　盆腔炎，尤其是慢性盆腔炎是临床常见的妇科疾病。在我国，由于个人卫生条件以及医疗条件的限制，或在妇科小手术和计划生育手术中无菌操作观念淡漠，加之广泛应用宫内节育器时患者不注意个人卫生等原因，盆腔炎的发病率很高。随着对外交流的日益频繁，性病在我国的发病率呈逐年升高趋势，因此而引起的盆腔炎也在增多。

　　慢性盆腔炎病情常较顽固，抗炎药物不易进入，因而，不容易彻底治愈。推拿治疗本病能促进局部炎症反应的吸收，增强抗炎效果，并且可以治疗和预防输卵管、卵巢粘连及包块的形成。

（P81-P186由曹锐撰写）